D1688347

Mit freundlicher Empfehlung
überreicht durch

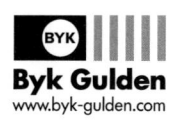

Byk Gulden
www.byk-gulden.com

Der Hypertensive Notfall

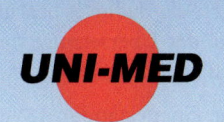

UNI-MED Verlag AG
Bremen - London - Boston

Die Deutsche Bibliothek - CIP-Einheitsaufnahme

Hirschl, Michael M.:
Der Hypertensive Notfall/Michael M. Hirschl.-
1. Auflage - Bremen: UNI-MED, 2001
(UNI-MED SCIENCE)
ISBN 3-89599-513-4

© 2001 by UNI-MED Verlag AG, D-28323 Bremen,
International Medical Publishers (London, Boston)
Internet: www.uni-med.de, e-mail: info@uni-med.de

Printed in Germany

Das Werk ist urheberrechtlich geschützt. Alle dadurch begründeten Rechte, insbesondere des Nachdrucks, der Entnahme von Abbildungen, der Übersetzung sowie der Wiedergabe auf photomechanischem oder ähnlichem Weg bleiben, auch bei nur auszugsweiser Verwertung, vorbehalten.

Die Erkenntnisse der Medizin unterliegen einem ständigen Wandel durch Forschung und klinische Erfahrungen. Die Autoren dieses Werkes haben große Sorgfalt darauf verwendet, daß die gemachten Angaben dem derzeitigen Wissensstand entsprechen. Das entbindet den Benutzer aber nicht von der Verpflichtung, seine Diagnostik und Therapie in eigener Verantwortung zu bestimmen.

Geschützte Warennamen (Warenzeichen) werden nicht besonders kenntlich gemacht. Aus dem Fehlen eines solchen Hinweises kann also nicht geschlossen werden, daß es sich um einen freien Warennamen handele.

UNI-MED. Die beste Medizin.

In der Reihe UNI-MED SCIENCE werden aktuelle Forschungsergebnisse zur Diagnostik und Therapie wichtiger Erkrankungen "state of the art" dargestellt. Die Publikationen zeichnen sich durch höchste wissenschaftliche Kompetenz und anspruchsvolle Präsentation aus. Die Autoren sind Meinungsbildner auf ihren Fachgebieten.

Wir danken folgenden Mitgliedern unseres Ärztlichen Beirats für die engagierte Mitarbeit an diesem Buch: Dr. Hans Jürgen Heppner, Dr. Heidi Kalmbach-Heinz, Christina Kulemann, Dr. Hannelore Leggemann und Claudia Siebel.

Vorwort

Der hypertensive Notfall ist eine häufige, potentiell lebensbedrohliche Situation, die in allen Bereichen der Medizin, i.e. praeklinische Notfallmedizin, Intensivstation, Operationssaal, Bettenstation, auftreten kann. Ein entsprechendes Wissen über die Ätiologie und Pathophysiologie des hypertensiven Notfalles sind Vorrausetzung für eine rasche Diagnostik und eine effektive Therapie. Diese ist in der klinischen Situation des hypertensiven Notfalles von vitaler Bedeutung, da nur ein solches rasches und effektives Behandeln des Patienten eventuelle Endorganschäden minimiert oder verhindert.

Dieses Buch soll einerseits die Grundlagen des hypertensiven Notfalles erklären und andererseits ein praxisnaher Ratgeber für Diagnostik und Therapie des hypertensiven Notfalles sein. Der Inhalt richtet sich an alle Ärzte des klinischen Bereiches unabhängig von der Fachrichtung, da auch der hypertensive Notfall bei jedem Patienten unabhängig von seiner Grunderkrankung auftreten kann.

Dem Uni-Med Verlag danke ich für die Idee ein solches Buch herauszugeben und sein stetes Bemühen dieses Buch optimal zu gestalten. Ich möchte mich außerdem bei meinen Freunden und Kollegen Dr. Christian Woisetschläger und Dr. Andreas Bur bedanken, die mir sowohl in der klinischen als auch wissenschaftlichen Arbeit stets mit Rat und Tat zur Seite gestanden sind.

Ich hoffe, daß die Kollegen und Kolleginnen in Klinik und Praxis auf alle ihre Fragen den hypertensiven Notfall betreffend die gewünschten Informationen finden mögen.

Wien, im Juni 2001

Michael M. Hirschl

Für meine Frau Jana

Autoren

Univ. Prof. Dr. Michael M. Hirschl
AKH-Wien
Universitätsklinik für Notfallmedizin
Universität Wien
Währinger Gürtel 18-20
A-1090 Wien
Österreich
Kap. 1. - 8.

Dr. Andreas Bur
AKH-Wien
Universitätsklinik für Notfallmedizin
Universität Wien
Währinger Gürtel 18-20
A-1090 Wien
Österreich
Kap. 1., 2.

Inhaltsverzeichnis

1.	**Ätiologie und Definition des hypertensiven Notfalles**	**14**
1.1.	Allgemein	14
1.2.	Definition	14
1.2.1.	Hypertensiver Notfall mit Organmanifestation	14
1.2.2.	Hypertensiver Notfall ohne Organmanifestation	14
1.3.	Differentialdiagnose zwischen hypertensivem Notfall mit und ohne Organmanifestation	14
1.4.	Ursachen	15
1.4.1.	Spezielle Ursachen	16
1.4.1.1.	Prä-, peri- und postoperative Hypertension	16
1.4.1.2.	Schädel-Hirn-Trauma	16
1.4.1.3.	Phäochromozytom	17
1.4.1.4.	Conn-Syndrom	17
1.4.1.5.	Cushing-Syndrom	18
1.4.1.6.	Drogen	18
1.4.1.7.	Vaskulitis	19
1.4.1.8.	Kollagenosen	20
1.4.1.9.	Hyperaktivität des autonomen Nervensystems bei Patienten mit Guillain-Barré-Syndrom und anderen Rückenmarksläsionen	20
1.4.1.10.	Renale Ursachen	21
1.5.	Literatur	23

2.	**Pathophysiologie**	**28**
2.1.	Allgemein	28
2.2.	Renin-Angiotensin-Aldosteron-System	28
2.2.1.	Renin	28
2.2.2.	Aldosteron	28
2.2.3.	Zusammenfassung	28
2.3.	Das sympathiko-adrenale System	29
2.3.1.	Allgemein	29
2.3.2.	Wirkmechanismen der Katecholamine	29
2.3.3.	Zentrale neurale Kontrolle des Blutdruckes	29
2.3.4.	Periphere sympathische Nervenaktivität	30
2.3.5.	Zusammenfassung	30
2.4.	Vasopressin	30
2.5.	Endothelin	31
2.6.	Mangel an vasodilatatorischen Substanzen	31
2.6.1.	Stickoxid	31
2.6.2.	Prostaglandin I_2	31
2.6.3.	Das Medullipin-System	32
2.7.	Zusammenfassung	32
2.8.	Literatur	33

3.	**Organmanifestationen**	**36**
3.1.	Der ischämische Insult	36
3.1.1.	Allgemein	36
3.1.2.	Ursachen	36
3.1.3.	Lokalisation und Symptomatik	37

3.1.4.	Diagnostik	38
3.1.5.	Komplikationen	38
3.2.	**Hämorrhagischer Insult**	**39**
3.2.1.	Allgemein	39
3.2.2.	Ursachen	39
3.2.3.	Lokalisation und Symptomatik	40
3.2.4.	Diagnostik	41
3.2.5.	Komplikationen	41
3.3.	**Subarachnoidalblutung**	**41**
3.3.1.	Allgemein	41
3.3.2.	Lokalisation	41
3.3.3.	Symptomatik	42
3.3.4.	Diagnostik	42
3.3.5.	Komplikationen	43
3.4.	**Hypertensive Enzephalopathie**	**43**
3.4.1.	Allgemein	43
3.4.2.	Pathophysiologie	43
3.4.3.	Symptomatik	44
3.4.4.	Diagnostik	44
3.5.	**Das akute koronare Syndrom**	**44**
3.5.1.	Allgemein	44
3.5.2.	Symptomatik	44
3.5.3.	Diagnostik	44
3.5.4.	Komplikationen	46
3.6.	**Akute Linksherzinsuffizienz**	**46**
3.6.1.	Allgemein	46
3.6.2.	Pathophysiologie	46
3.6.3.	Symptomatik	47
3.6.4.	Diagnostik	47
3.7.	**Aortendissektion**	**47**
3.7.1.	Pathophysiologie	47
3.7.2.	Einteilung	47
3.7.3.	Prädisponierende Faktoren	48
3.7.4.	Symptomatik	48
3.7.5.	Diagnostik	48
3.7.6.	Komplikationen	48
3.8.	**Eklampsie**	**49**
3.8.1.	Allgemein	49
3.8.2.	Prädisponierende Faktoren	49
3.8.3.	Pathophysiologie	49
3.8.4.	Symptomatik	49
3.8.5.	Komplikationen	50
3.9.	**Literatur**	**50**
4.	**Therapie des hypertensiven Notfalles**	**52**
4.1.	Therapie des hypertensiven Notfalles mit Organmanifestation	52
4.1.1.	Allgemein	52
4.1.2.	Substanzen	52
4.1.2.1.	Urapidil	52
4.1.2.2.	Labetalol	54
4.1.2.3.	Natrium-Nitroprussid	55

4.1.2.4.	Enalaprilat	56
4.1.2.5.	Nicardipin	57
4.1.2.6.	Fenoldopam	57
4.1.2.7.	Nitroglyzerin	57
4.1.2.8.	Esmolol	58
4.1.2.9.	Dihydralazin	58
4.2.	**Kriterien für die Wahl des Antihypertensivums**	**58**
4.2.1.	Kriterien zur Wahl des Antihypertensivums in Abhängigkeit von der Organmanifestation	58
4.2.1.1.	Ischämischer Insult	58
4.2.1.2.	Intrakranielle Blutung und Subarachnoidalblutung	60
4.2.1.3.	Akutes koronares Syndrom	61
4.2.1.4.	Akute Linksherzinsuffizienz	61
4.2.1.5.	Akute Aortendissektion	63
4.2.2.	Therapie des hypertensiven Notfalles in Abhängigkeit von der Ätiologie	63
4.2.2.1.	Präoperative Hypertension	63
4.2.2.2.	Peri- und postoperative Hypertension	64
4.2.2.3.	Schmerzen	65
4.2.2.4.	Phäochromozytom-Krise	65
4.2.2.5.	Prä-Eklampsie und Eklampsie	65
4.2.2.6.	Clonidin-Entzugssyndrom	65
4.2.2.7.	Monoamino-Oxidase-Hemmer	66
4.2.2.8.	β-Blocker-Entzugssyndrom	66
4.2.2.9.	Kokain- oder Amphetamin-Abusus	66
4.2.2.10.	Chronisch renale Insuffizienz	66
4.3.	**Therapie des hypertensiven Notfalles ohne Organmanifestation**	**67**
4.3.1.	Definition	67
4.3.2.	Allgemeine therapeutische Richtlinien	67
4.3.3.	Substanzen	68
4.3.3.1.	Captopril	68
4.3.3.2.	Clonidin	68
4.3.3.3.	Amlodipin	68
4.3.3.4.	Atenolol	69
4.3.3.5.	Nitrendipin	69
4.3.3.6.	Labetalol	69
4.3.3.7.	Urapidil	69
4.4.	**Zusammenfassung**	**69**
4.5.	**Anschlußtherapie**	**70**
4.5.1.	Patienten mit hypertensivem Notfall und Organmanifestation	70
4.5.2.	Patienten mit hypertensivem Notfall ohne Organmanifestation	71
4.5.3.	Anschlußtherapie in Abhängigkeit der Grunderkrankung	72
4.5.3.1.	Phäochromozytom	72
4.5.3.2.	Prä-Eklampsie	72
4.6.	**Literatur**	**73**

5. Nifedipin — 78

5.1.	Allgemeines	78
5.2.	Antihypertensive Effektivität von Nifedipin	78
5.3.	Verabreichung und Resorption von sublingualem Nifedipin	78
5.4.	Nifedipin und cerebrale Perfusion	78
5.5.	Nifedipin und koronare Perfusion	79
5.6.	Nifedipin und Katecholamine	81

5.7.	Nifedipin im Vergleich zu anderen Antihypertensiva	81
5.8.	Zusammenfassung	82
5.9.	Literatur	82

6. Nachsorgekonzepte — 86

6.1.	Aufklärung des Patienten	86
6.2.	Adäquate Blutdruckeinstellung	86
6.3.	Erfassung hypertonie-assoziierter chronischer Endorganschäden	86
6.4.	Erfassung und Behandlung begleitender Risikofaktoren	87
6.4.1.	Übergewicht	87
6.4.2.	Nikotinabusus	87
6.4.3.	Alkohol	87
6.4.4.	Hyperlipidämie	88
6.4.5.	Diabetes mellitus	88
6.4.6.	Salz-Zufuhr	88
6.4.7.	Körperliche Aktivität	88
6.5.	Ursachenforschung hinsichtlich sekundärer Hypertonien	89
6.5.1.	Renovaskuläre Hypertonie	89
6.5.2.	Renoparenchymatöse Hypertonie	89
6.5.3.	Andere Ursachen einer sekundären Hypertonie	89
6.6.	Literatur	93

7. Forschung — 96

7.1.	Offene klinische Fragen	96
7.2.	Offene experimentelle Fragen	96
7.3.	Zusammenfassung	97

8. Anhang: Diagnostisches Vorgehen bei einem hypertensiven Notfall — 100

Index — 102

Ätiologie und Definition des hypertensiven Notfalles

1. Ätiologie und Definition des hypertensiven Notfalles

1.1. Allgemein

Patienten mit einem hypertensiven Notfall stellen einen erheblichen Anteil am Gesamtkollektiv der Notfallpatienten und der stationären Patienten dar. Zampaglione et al. berichteten, daß hypertensive Notfälle 27 % aller medizinischen Notfälle in einer Turiner Notfallaufnahme repräsentierten (1). In einer aus 29 Betten bestehenden internistischen und chirurgischen Intensivstation eines Universitätsspitals bedurften 51 % aller Patienten, die während eines 6-wöchigen Beobachtungszeitraumes aufgenommen wurden, zumindest einer antihypertensiven Substanz (2). Der hypertensive Notfall kann sich in jeder Altersklasse manifestieren und ist im Gegensatz zu kardiovaskulären Erkrankungen in beiden Geschlechtern gleich häufig zu beobachten (3). Die Ursachen für den hypertensiven Notfall sind vielfältig. Allerdings stellt die insuffiziente Behandlung eines schon länger bestehenden Hypertonus, entweder durch eine unzureichende Medikation (hinsichtlich Dosis und Dosierungsintervall) oder durch fehlende Compliance des Patienten, die Hauptursache für die Entstehung des hypertensiven Notfalles dar (4).

1.2. Definition

Der hypertensive Notfall ist definiert durch eine Erhöhung des systolischen Blutdruckes > 220 mm Hg und/oder des diastolischen Blutdruckes > 120 mm Hg. Diese klinische Situation ist potentiell lebensbedrohlich und bedarf einer raschen Diagnostik sowie einer effektiven Therapie, um bereits vorhandene Organschäden zu limitieren bzw. um die Entstehung solcher zu verhindern (5).

Grundsätzlich sind hypertensive Notfälle in solche mit Organmanifestation und solche ohne Organmanifestation einzuteilen (5).

1.2.1. Hypertensiver Notfall mit Organmanifestation

Der hypertensive Notfall mit Organmanifestation ist durch eine krisenhafte Erhöhung des Blutdruckes **und** den Zeichen eines reversiblen oder irreversiblen Endorganschadens charakterisiert. Mögliche Endorganschäden betreffen das Herz (Linksherzinsuffizienz, akutes koronares Syndrom), das Gehirn (hypertensive Enzephalopathie, Ischämie, Hämorrhagie), die Aorta (akute Dissektion) und die Niere (akutes Nierenversagen).

Der Schweregrad der klinischen Manifestation wird durch

- Die absolute Höhe des Blutdruckes (systolischer Blutdruck > 220 mm Hg, diastolischer Blutdruck > 120 mm Hg)
- Die Zeit bis zum Erreichen der Blutdruckspitze und
- Die Differenz zwischen Blutdruck vor dem hypertensiven Notfall und der Akutsituation

bestimmt (6).

Dies bedeutet, daß ein rascher Blutdruckanstieg bzw. eine große Blutdruckdifferenz in primär normotensiven Patienten zu einem wesentlich ausgedehnteren Organschaden führen kann als bei Hypertonikern.

1.2.2. Hypertensiver Notfall ohne Organmanifestation

Der hypertensive Notfall ohne Organmanifestation ist definiert durch eine diastolische Blutdruckerhöhung über 120 mm Hg. Es finden sich keinerlei Organmanifestationen, sondern nur unspezifische Symptome, wie Kopfschmerzen, Palpitationen, Unwohlsein, Abgeschlagenheit oder allgemeines Krankheitsgefühl.

1.3. Differentialdiagnose zwischen hypertensivem Notfall mit und ohne Organmanifestation

Grundsätzlich sollten alle Patienten, die sich mit einem hypertensiven Notfall präsentieren, als hypertensive Notfälle mit Organmanifestation betrachtet werden. Durch eine adäquate Anamnese und eine rasche und einfache Diagnostik (☞ Kap. 8.) ist eine Differentialdiagnose zwischen diesen beiden Manifestationen innerhalb kurzer Zeit möglich. Die Diagnose einer Organmanifestation im Rahmen eines hypertensiven Notfalles hat Auswirkungen auf die Art und Geschwindigkeit der Blutdrucksenkung (☞ Tab. 1.1).

Hypertensiver Notfall	Mit Organmanifestation	Ohne Organmanifestation
Zeit bis zum Erreichen des Therapiezieles	30 – 60 Minuten	Mehrere Stunden
Ausmaß der Blutdrucksenkung	25-30 % des Ausgangswertes	Blutdruckniveau vor der Krise
Applikationsform	Intravenös	Oral, sublingual, intravenös

Tab. 1.1: Unterschiede in der Behandlung des hypertensiven Notfalles mit und ohne Organmanifestation.

1.4. Ursachen

- Inadäquate Therapie einer diagnostizierten Hypertonie
  - Non-Compliance des Patienten
  - Insuffiziente Therapie durch den Arzt
- Psychische Belastung
  - Präoperative Hypertonie
  - Familiäre Streßsituationen
- Akute Schmerzen
  - Perioperative Hypertension
  - Postoperative Hypertension
  - Abdominelle Erkrankungen (Pankreatitis, Ileus, Peritonitis)
  - Akutes koronares Syndrom
  - Verbrennungen
  - Trauma
- Phäochromozytom-Krise
- Conn-Syndrom
- Cushing-Syndrom
- Schwangerschaft
  - Präeklampsie
  - Eklampsie
- Plötzliches Absetzen von
  - Clonidin
  - β-Blocker
  - Direkten Vasodilatatoren
- Monoamino-Oxidase-Hemmer in Kombination mit tyraminhaltiger Nahrung
- Drogen
  - Kokain
  - Amphetamine
  - LSD
  - Trizyklische Antidepressiva
- Immunologische Erkrankungen
- Vaskulitis
- Sklerodermie
- Systemischer Lupus erythematodes
- Hyperaktivität des autonomen Nervensystems
  - Guillain-Barré-Syndrom
  - Rückenmarksläsion oberhalb C6
- Renal
  - Hypervolämie bei chronischer Niereninsuffizienz
  - Abstoßungsreaktion nach Nierentransplantation
  - Akute Glomerulonephritis (☞ Tab. 1.4)
  - Nierentrauma
  - Embolischer oder thrombotischer Verschluß der Nierenarterie
  - Renin-produzierende Tumoren
  - Nierenarterienstenose (renovaskuläre Hypertonie)

Tab. 1.2: Ursachen des hypertensiven Notfalles.

Die krisenhafte Erhöhung des Blutdruckes kann durch eine Reihe von Ursachen hervorgerufen werden (☞ Tab. 1.2). Die wichtigste und häufigste Ursache für das Auftreten eines hypertensiven Notfalles ist die inadäquate Behandlung einer bestehenden Hypertonie. Als Ursachen hierfür sind einerseits die Non-Compliance des Patienten und andererseits eine insuffiziente Therapie durch den behandelnden Arzt zu erwähnen. Die Non-Compliance des Patienten, d.h. die ungenügende oder fehlende Durchführung der vorgeschriebenen Medikation, hat eine Reihe von Ursachen:

- Unwissenheit des Patienten über die Erkrankung
- Zeitmangel
- Vergeßlichkeit
- Nebenwirkungen des/der Medikamente (7,8)
- Komplexität der Therapie (mehrere und verschiedene Medikamente) (9,10)

- Kosten der Therapie (11,12)
- Schwierige soziale Umstände (Arbeitslosigkeit, Scheidung etc.) (13)

Aber auch die insuffiziente Therapie durch den behandelnden Arzt stellt eine wesentliche Ursache für das Auftreten des hypertensiven Notfalles dar. Mögliche Ursachen sind:

- Zu niedrige Dosierung der antihypertensiven Medikation
- Nichtbeachten von Wechselwirkungen mit anderen Medikamenten (z.B. Acetylsalicylsäure – ACE-Hemmer)
- Akzeptanz zu hoher Blutdruckwerte in Risikogruppen (Diabetiker)

Andere Ursachen umfassen akute Schmerzsituationen, psychische Belastungen und Medikamente bzw. Drogen. Das Erkennen der auslösenden Ursache ist eine Grundvoraussetzung für eine adäquate Therapie.

1.4.1. Spezielle Ursachen

1.4.1.1. Prä- , peri- und postoperative Hypertension

Ursachen für die präoperative Hypertension sind:

- Streßsituation – hervorgerufen durch Angst oder Unwissenheit vor dem chirurgischen Eingriff
- Unzureichende Prämedikation
- Absetzen aller antihypertensiven Medikamente vor dem chirurgischen Eingriff

Die Hypertension im Rahmen chirurgischer Eingriffe ist besonders häufig bei Patienten während und nach aortokoronaren Bypass-Operationen und Operationen an den Carotiden zu beobachten. Die Entstehung der Hypertonie peri-und postoperativ ist multifaktoriell. Ein wesentlicher Faktor ist eine ungenügende sedierende und analgetische Therapie vor allem in der frühen postoperativen Phase. Diese Schmerzzustände führen zu einer Aktivierung des sympathikoadrenalen Nervensystems und damit zu einer Erhöhung des Blutdruckes. Andere wesentliche Ursachen sind Hypoxämie, Hyperkapnie, Hypothermie und die Aufwachreaktion nach der Anästhesie.

1.4.1.2. Schädel-Hirn-Trauma

Das Auftreten einer arteriellen Hypertonie aufgrund eines akuten Anstiegs des intrakraniellen Druckes wurde erstmals 1881 beschrieben (14). Dabei erzeugten Naunyn und Schreiber bei Hunden eine Erhöhung des mittleren arteriellen Blutdruckes auf Werte bis zu 280 mm Hg durch Anhebung des cerebralen Flüssigkeitsdrucks auf ein ähnlich hohes Niveau. Cushing (15) beobachtete in einem Tiermodell die durch das stufenweise Ansteigen des intrakraniellen Druckes ausgelösten Effekte auf den arteriellen Blutdruck und demonstrierte somit den engen Zusammenhang zwischen intrakranieller Drucksteigerung und arterieller Hypertonie. Der Anstieg des intrakraniellen Druckes führt zu einer konsekutiven Erhöhung des arteriellen Druckes, um eine konstante Differenz zwischen intrakraniellem Flüssigkeitsdruck und arteriellem Blutdruck aufrecht zu erhalten. Der arterielle Druckanstieg ist von einer Bradykardie begleitet. Diese Veränderungen werden durch Dehnung von Rezeptor ähnlichen Arealen am Boden des vierten Ventrikels hervorgerufen und führen zu einer massiven Aktivierung des sympathikotonen Nervensystems und einer vasovagalen Stimulation (Cushing-Reflex, 16-20).

Diese im Tierexperiment beobachteten Resultate lassen sich bei Patienten mit akuter intrakranieller Hypertonie als Folge eines Schädel-Hirn Traumas oder einer Subarachnoidalblutung nur im präterminalen Stadium nachvollziehen (21,22).

Eine intrakranielle Hypertonie, definiert als ein cerebraler Flüssigkeitsdruck von mehr als 20 mm Hg, tritt bei Patienten mit schweren Schädel-Hirn Trauma innerhalb der ersten 72 Stunden in über 50 % der Fälle auf. Dabei besteht eine deutliche Korrelation zwischen intrakraniellem Druck und Mortalitätsrate (23). Der gestiegene intrakranielle Druck resultiert aus einem intrakraniellen Hämatom, einer zerebrovaskulären Stauung oder einem gestiegen Wassergehalt des Gehirns. Das traumatisch bedingte Hirnödem entwickelt sich im allgemeinen aufgrund einer Permeabilitätsstörung der Blut-Hirn-Schranke bei gestörter Autoregulation der cerebralen Blutgefäße, einem gesteigerten Blutfuß und einem gestiegenen cerebralen intravaskulären Druck (24). Diese Veränderungen gehen in aller Regel mit einer hypertensiven Entgleisung des Patienten einher, wobei eine Reihe von

Faktoren darunter auch der Cushing-Reflex eine Rolle spielen dürften. Therapeutische Interventionen zur Senkung des arteriellen Blutdruckes dürfen bei Patienten mit Schädel-Hirn-Trauma nur unter Beachtung des jeweils aktuellen intrakraniellen Druckes durchgeführt werden, da die cerebrale Perfusion von der Differenz zwischen arteriellem Mitteldruck und intrakraniellen Druck bestimmt wird.

> Änderungen des systemischen arteriellen Blutdruckes bei gleichbleibendem intrakraniellen Druck verschlechtern den cerebralen Blutfluß und begünstigen eine cerebrale Ischämie.

1.4.1.3. Phäochromozytom

Das Phäochromozytom ist ein Tumor des Nebennierenmarks, der Katecholamine produziert, speichert und sezerniert. Andere Ausgangspunkte dieses Tumors sind die chromaffinen Zellen in oder um sympathische Ganglien. Verwandte Tumore, die ebenfalls Katecholamine produzieren und ähnliche klinische Symptome hervorrufen sind Chemodektome (ausgehend vom Glomus caroticum) oder Ganglioneurome (ausgehend von postganglionären sympathischen Neuronen) (25). Das Phäochromozytom findet sich nur bei etwa 0,1 % aller hypertensiven Patienten und tritt in jedem Lebensalter, am häufigsten jedoch im jungen bis mittleren Erwachsenenalter auf.

Der Tumor ist bei Erwachsenen in 80 % einseitig und solitär, in 10 % bilateral und in 10 % extraadrenal lokalisiert. Bei Kindern treten 25 % der Tumoren bilateral und weitere 25 % extraadrenal auf.

Der Tumor besteht aus chromaffinen Zellen und ungefähr 10 % aller Fälle entarten malign. Die Dignität des Tumors wird durch Invasion des umgebenden Gewebes und durch die Fernmetastasierung bestimmt.

In etwa 5 % wird das Phäochromozytom autosomal-dominant vererbt. Diese Vererbung erfolgt entweder isoliert oder in Kombination mit der multiplen endokrinen Neoplasie MEN Typ 2a (Sipple Syndrom) oder 2b (Neurom-Syndrom der Mucosa) (26,27), der Neurofibromatose von Recklinghausen (28) oder dem Hippel-Lindau-Syndrom (29).

Phäochromozytome bilden, speichern und sezernieren sowohl Adrenalin als auch Noradrenalin über Prozesse ähnlich denen im gesunden Nebennierenmark. Die Tumore sind nicht innerviert und die Katecholaminfreisetzung ist wahrscheinlich Folge von Veränderungen der Durchblutung oder von Nekrosen innerhalb des Tumors (30).

Das Phäochromozytom manifestiert sich häufig in Form eines hypertensiven Notfalles. Die Blutdruckerhöhung tritt üblicherweise plötzlich auf und kann Minuten bis Stunden andauern. Typische Symptome einer solchen Phäochromozytom-Krise sind:

- Kopfschmerzen
- Schweißausbruch
- Palpitationen
- Übelkeit und Erbrechen
- Tachykardie

Hinsichtlich Diagnostik und Therapie des Phäochromozytoms wird auf die Kapitel 4. und 6. verwiesen.

1.4.1.4. Conn-Syndrom

Das Conn-Syndrom wird in der Mehrzahl der Fälle durch einen unilateral lokalisierten Aldosteron-produzierenden Tumor in der Neben-Nierenrinde verursacht. Andere Ursache für einen primären Hyperaldosteronismus können ein Karzinom der Neben-Nierenrinde oder eine bilaterale kortikale noduläre Hyperplasie der Nebenniere sein. Das Conn-Syndrom tritt am häufigsten zwischen dem 30. und 50. Lebensjahr auf und findet sich bei Frauen doppelt so häufig wie bei Männern.

Kontinuierlich erhöhte Aldosteronsekretion führt zu einer vermehrten renalen Kaliumausscheidung und zu einer chronischen Hypokaliämie. Typischerweise findet sich bei diesen Patienten eine deutliche Erhöhung des diastolischen Blutdruckes. Als Ursache für die Hypertonie wird die vermehrte Rückresorption von Natrium und die damit verbundene Erhöhung des extrazellulären Volumens angenommen.

Die wichtigsten Symptome des Conn-Syndroms sind:

- Hypokaliämie
- Muskelschwäche
- Hypertonie

- U-Welle im Elektrokardiogramm

Hinsichtlich Diagnostik und Therapie des Conn-Syndroms wird auf die Kapitel 4. und 6. verwiesen.

1.4.1.5. Cushing-Syndrom

Ursachen des Cushing-Syndroms sind:

- Hyperplasie der Neben-Nierenrinde

   a) als Folge einer hypophysär bedingten ACTH-Überproduktion
   - Hypophysär-hypothalamische Dysfunktion
   - Hypophysäre Mikro- oder Makroadenome

   b) als Folge von ACTH produzierenden nicht-endokrinen Tumoren
   - Bronchialkarzinom
   - Karzinoid des Thymus
   - Pankreaskarzinom
   - Bronchialadenom

- Noduläre Hyperplasie der Neben-Nierenrinde
- Tumor der Neben-Nierenrinde

   a) Adenom

   b) Karzinom

- Exogene, iatrogene Ursachen

   a) Langdauernde Einnahme von Glukokortikoiden

   b) Langdauernder Einsatz von ACTH

Die häufigste Ursache des Cushing-Syndroms ist eine bilaterale Hyperplasie der Neben-Nierenrinde als Folge einer hypophysär bedingten ACTH-Überproduktion. Diese wird von Mikro- oder Makroadenomen der Hypophyse verursacht und findet sich bei Frauen dreimal so häufig wie bei Männern.

Das Cushing-Syndrom umfaßt folgende Symptome:

- Stammfettsucht
- Hypertonie
- Körperliche Schwäche
- Amenorrhoe
- Hirsutismus
- Ödeme
- Glukosurie
- Osteoporose

Hinsichtlich Diagnostik und Therapie des Cushing-Syndroms wird auf die Kapitel 4. und 6. verwiesen.

1.4.1.6. Drogen

■ Kokain

Ein hypertensiver Notfall ist eine der wesentlichsten kardiovaskulären Komplikationen nach Einnahme von Kokain. Der hypertensive Effekt von Kokain beruht auf der Wiederaufnahmehemmung von Noradrenalin in den peripheren sympathischen Ganglien. In einer Studie von Jacobssen et al (31) konnte darauf hingewiesen werden, daß die intranasale Applikation von Kokain zwei gegensätzlich Effekte an der sympathischen Nervenaktivität des menschliches Muskels verursacht:

- Eine durch Stimulierung der Baroreflexrezeptoren vermittelte Blockierung des Sympathikus (als Antwort auf einen raschen Blutdruckanstieg)
- Eine zentrale Sympathikusreizung

Bei gesunden Probanden ohne vorhergehenden Kokainabusus wurde vorwiegend ein inhibitorischer Effekt beobachtet (31). In der Erholungsphase nach Kokainabusus überwiegt die sympathisch-exzitatorische Wirkung von Kokain und es kann zum Auftreten eines hypertensiven Notfalles kommen.

■ Amphetamine

Die am häufigsten verwendeten Stimulantien sind Abkömmlinge des Phenylethylamins. Der Prototyp dieser Substanzgruppe ist das Amphetamin bzw. das Metamphetamin. Die Wirkung beruht auf der peripheren Freisetzung von Noradrenalin und Adrenalin. Zudem hemmt Amphetamin die Wiederaufnahme der Amine in ihre Speicher und den enzymatischen Abbau der Amine durch die Monoaminoxidase (32).

Die Amphetamine sind Bestandteil vieler Appetitzügler und exzessive Dosen können zu schwerer Hypertonie und selten auch zu hypertensiver Enzephalopathie, intrakranieller Hämorrhagie und zum Tod führen (33-35).

■ Phenylephrin

Phenylephrin weist eine ähnlich vasokonstriktorische Wirkung wie Noradrenalin auf und kann nach topischer Anwendung in Form von Augentropfen zu einer schweren Hypertonie führen (36-38).

■ **Halluzinogene - Lysergsäure-diethylamid (LSD)**

LSD ruft zentral ausgelöste sympathomimetische Reaktionen wie Hyperthermie, Mydriasis, Tachykardie und Hypertonie hervor und kann somit eine seltene Ursache einer hypertensiven Krise sein (39).

■ **Trizyklische Antidepressiva**

Die trizyklischen Antidepressiva blockieren die Wiederaufnahme der Neurotransmitter in die Synapsen des zentralen Nervensystems. Es existieren Berichte, wonach diese Medikamente sowohl die Herzfrequenz als auch den Blutdruck steigern können. Louie et al. (41) zeigten, daß sechs von 114 Patienten während einer Therapie mit trizyklischen Antidepressiva eine Hypertonie entwickelten. Alle Patienten hatten in 1. Linie eine Angststörung ohne größere depressive Komponente. In der Vergleichsgruppe, bei der die Depression im Vordergrund stand und bei der niemals Panikattacken beobachtet wurden, entwickelte keiner der Patienten eine Hypertonie.

1.4.1.7. Vaskulitis

Definition

Unter dem Begriff "Vaskulitis" versteht man einen klinisch-pathologischen Prozeß, charakterisiert durch Inflammation und Zerstörung der Blutgefäße. Das Gefäßlumen wird durch den entzündlichen Prozeß eingeengt. Dies führt zu einer Ischämie jener Gewebe, die vom erkrankten Gefäß versorgt werden. Die klinische Manifestation kann äußerst unterschiedlich sein, da die Erkrankung in jedem Gefäß unabhängig von Größe, Art und Lokalisation auftreten kann. Die Vaskulitis kann sich an einem einzelnen Organ oder auch an mehreren Organen manifestieren.

Pathophysiologie und Pathogenese

Die Vaskulitis wird im allgemeinen durch die Ablagerung von Immunkomplexen im Gewebe verursacht. Die Ablagerung dieser Immunkomplexe im Bereich der Gefäßwand führt zu einer Aktivierung des Komplementsystems und konsekutiv zu einer Einwanderung von neutrophilen Granulozyten in die Gefäßwand. Diese Zellen phagozytieren den Immunkomplex, setzen ihre zytoplasmatischen Enzyme frei und bewirken so eine Schädigung der Gefäßwand. Wenn dieser inflammatorische Prozeß in ein chronisches Stadium übergeht, wandern Makrophagen in die Gefäßwand ein und verursachen einen chronisch entzündlichen Prozeß mit Zerstörung der Gefäßwand. Die Folge dieser Gefäßzerstörung ist eine Ischämie verschiedener Organe, wie Niere, Herz, Leber und Gastrointestinaltrakt.

Einteilung

Der Begriff "Vaskulitis" umfaßt eine Gruppe von Krankheiten unterschiedlicher Ätiologie und Klinik. Tabelle 1.3 beschreibt die Einteilung der Vaskulitiden nach Ätiologie und Pathogenese.

- Systemische nekrotisierende Vaskulitis
  - Klassische Polyarteriitis nodosa (PAN)
  - Churg-Strauss-Syndrom
- Hypersensitivitäts-Vaskulitis
  - Durch exogene Faktoren verursacht
    - Purpura Schönlein-Henoch
    - Serumkrankheit
    - Vaskulitis durch Medikamente
    - Vaskulitis im Rahmen von Infektionserkrankungen
  - Durch endogene Faktoren verursacht
    - Tumore
    - Bindegewebserkrankungen
    - Kongenitale Defekte des Komplementsystems
- Wegenersche Granulomatose
- Arteriitis temporalis
- Takayasu Arteriitis
- Andere vaskulitische Syndrome
  - Kawasaki Erkrankung
  - Isolierte zentralnervöse Vaskulitis
  - Thrombangiitis obliterans

Tab. 1.3: Einteilung der Vaskulitis.

■ **Klassische Polyarteriitis nodosa (PAN)**

Die Polyarteriitis nodosa ist eine nekrotisierende Entzündung der kleinen und mittelgroßen Gefäße bevorzugt im Bereich der Niere, des Herzens, der Leber und des Gastrointestinaltraktes. Die Gefäßläsionen sind segmental lokalisiert und betreffen vor allem die Aufzweigungen der Gefäße.

Die Niere ist in 85 % aller Fälle betroffen. Vor allem die Aa. arcuatae und die interlobulären Arterien der Niere sind primär von der Vaskulitis befallen. Die Läsionen sind durch eine Destruktion der Lamina interna, fibrinoide Nekrosen der Intima und/oder gesamten Gefäßwand, eine intra- und periarterielle Leukozyteninfiltration und eine gelegentliche aneurysmatische Gefäßwanddilatation gekennzeichnet. Die Fibroplastenproliferation verursacht eine Okklusion und Obliteration der Gefäße und führt zu Ischämien der Glomeruli (42, 43). Als Folge dieser renalen Ischämie kommt es zu einer Aktivierung des Renin-Angiotensin-Aldosteron-Systems. Durch eine vermehrte Freisetzung von Renin kommt es zu einer Umwandlung von Angiotensinogen in Angiotensin I und letzlich durch Einwirkung des angiotensin-converting Enzyms zur Bildung von Angiotensin II (☞ Abb. 1.1). Diese Substanz bewirkt eine rasche und ausgeprägte Erhöhung des arteriellen Blutdruckes. Die maligne Hypertonie ist typischerweise ein Leitsymptom der PAN. Die Diagnose einer PAN wird durch Biopsie der arteriellen Läsionen im Bereich von Muskulatur und Haut gestellt. Unbehandelt verläuft die PAN progressiv und führt durch Nierenversagen, gastrointestinale Blutungen oder andere extrarenale Ursachen zum Tod.

■ Churg-Strauss-Syndrom

Das Churg-Strauss-Syndrom ist eine granulomatöse Vaskulitis, die eine Reihe von Organen, im speziellen die Lunge betrifft.

Diese Form der Vaskulitis weist viele Ähnlichkeiten zur PAN auf. Allerdings sind nicht nur die kleinen und mittelgroßen arteriellen Gefäße, sondern auch Kapillaren, Venen und Venolen betroffen.

Im Gegensatz zur PAN findet sich zusätzlich eine Eosinophilie sowie eine Hypersensibilitätsreaktion vom Soforttyp. Die primäre pulmonale Beteiligung manifestiert sich in Form eines Asthma bronchiale. Die Beteiligung der Niere führt häufig zum Auftreten einer malignen Hypertonie.

1.4.1.8. Kollagenosen

■ Sklerodermie

Die Sklerodermie ist eine Erkrankung unbekannter Ätiologie und ist charakterisiert durch eine Fibrose der Haut, der Blutgefäße, der Organe des Gastrointestinaltraktes, der Lunge, des Herzens und der Niere.

Das Nierenversagen stellt die häufigste Todesursache von Patienten mit Sklerodermie dar. Ein besonders hohes Risiko für eine Nierenbeteiligung haben Patienten mit einer diffusen kutanen Sklerodermie. Die Nierenbeteiligung ist durch eine maligne Hypertonie charakterisiert. Die Patienten haben häufig eine hypertensive Enzephalopathie, starke Kopfschmerzen und Zeichen der Linksherzinsuffizienz. Der Harnbefund zeigt eine Hämaturie und Proteinurie. Die pathologischen Veränderungen der Nieren können häufig nicht von denen bei der malignen Hypertonie unterschieden werden (44). Der Mechanismus der hypertensiven Krise bei Patienten mit Sklerodermie ist durch die Aktivierung des Renin-Angiotensin-Sytems verursacht. Vor Einführung effektiver Antihypertensiva starb die Mehrzahl dieser Patienten innerhalb von sechs Monaten (45).

■ Systemischer Lupus erythematodes (SLE)

Der systemische Lupus erythematodes ist eine Multisystem-Erkrankung unbekannter Ätiologie. Die pathogenetische Grundlage des SLE ist die Ablagerung von Immunkomplexen im Gewebe von Haut, Muskulatur, Niere, Zentralnervensystem, Herz und Gastrointestinaltrakt. Im Rahmen des SLE kommt es bei einem hohen Prozentsatz der Patienten zu einer renalen Beteiligung. Diese kann zu Thrombosierungen in allen Abschnitten des renalen Gefäßsystems führen. Die klinischen Konsequenzen einer renalen Beteiligung sind:

- Proteinurie
- Hypertonie (von mild bis malign)
- Kortikale Nekrosen
- Thrombotische Mikroangiopathie

Die Hypertonie wird durch eine Aktivierung des Renin-Angiotensin-Aldosteron-Systems hervorgerufen und das Auftreten eines hypertensiven Notfalles im Rahmen des SLE repräsentiert eine ungünstige Prognose für den betroffenen Patienten (46,47).

1.4.1.9. Hyperaktivität des autonomen Nervensystems bei Patienten mit Guillain-Barré-Syndrom und anderen Rückenmarksläsionen

Bei Patienten mit Guillain-Barré-Syndrom, der akuten demyelinisierenden Polyradikuloneuropathie (48) kann es zum Auftreten von Blutdruckspitzenwerten und Herzrhythmusstörungen kommen (49). Ähnliche hämodynamische Veränderungen werden bei Patienten mit einer totalen Durchtrennung des Rückenmarkes beobachtet. Ursache für diese Blutdruckschwankungen ist eine autonome Hyperreflexie. Diese erhöhte autonome Aktivität kann Folge eines erhöhten Blasendrucks oder anderer Reize sein (50). Von diesem Phänomen sind 85 % der Patienten mit einer Läsion oberhalb von C6 betroffen. Ein plötzlicher Blutdruckanstieg kann dabei zu einer intrakraniellen Blutung und zum Tode führen.

1.4.1.10. Renale Ursachen

■ **Akute Glomerulonephritis**

Die akute Glomerulonephritis ist durch eine Zunahme der Zellzahl im Glomerulum charakterisiert. Die endokapilläre Proliferation kann idiopathisch, im Rahmen einer primär renalen Erkrankung (IgA-Nephropathie), Folge einer Systemerkrankung (z.B. systemischer Lupus erythematodes) oder die Begleitkomplikation einer Infektionserkrankung sein. Die wichtigsten Ursachen für eine akute Glomerulonephritis sind in Tabelle 1.4 zusammengefaßt. Eine solche akute Glomerulonephritis ist durch das plötzliche Auftreten von

- Hämaturie
- Proteinurie
- Ödemen
- Hypertonie
- Eventuell Oligurie oder Anurie

charakterisiert. Die Hypertonie im Rahmen der akuten Glomerulonephritis findet sich bei ca. 85 % aller Patienten und ist in ca. 50 % der Patienten therapiebedürftig. Die Hypertonie kann sich in Form eines hypertensiven Notfalles manifestieren und das Leitsymptom der akuten Glomerulonephritis darstellen. Alle Patienten weisen ein erhöhtes zirkulierendes Plasmavolumen auf. Zusätzlich findet sich bei der Mehrzahl der Patienten ein erhöhtes Herzminutenvolumen und ein erhöhter peripherer Widerstand (51). Dies bedeutet, daß sowohl die Erhöhung des Schlagvolumens als auch des peripheren Widerstandes für die Entstehung der arteriellen Hypertonie verantwortlich sind. Der Schweregrad der Hypertonie steht in direkter Korrelation zum Ausmaß der Flüssigkeitsretention. Während im Rahmen der infektiös verursachten Glomerulonephritis in der Mehrzahl der Patienten eine Rückbildung der Symptomatik innerhalb von Tagen bis Wochen zu beobachten ist, können nichtinfektiöse Ursachen einen chronischen Verlauf nehmen.

- Infektionen
  - Bakteriell
    - Hautinfektionen
    - Infektionen im Hals-Nasen-Ohren-Bereich
    - Endokarditis
    - Sepsis
    - Pneumokokken-Pneumonie
    - Meningokokken-Sepsis
    - Lues
    - Typhus
  - Viral
    - Hepatitis B
    - Mumps
    - Masern
    - Varizellen
    - ECHO-Viren
    - Coxsackieviren
    - Zytomegalieviren
    - Infektiöse Mononukleose
  - Parasitär
    - Malaria
    - Toxoplasmose
    - Schistosomiasis
    - Filariose
  - Andere infektiöse Organismen
    - Rickettsien
    - Candida albicans
- Autoimmunerkrankungen
  - Lupus erythematodes
  - Vaskulitis
  - Goodpasture-Syndrom
  - Purpura Schönlein-Henoch
- Primär glomeruläre Erkrankungen
  - membranoproliferative Glomerulonephritis
  - IgA-Nephropathie
  - Mesangioproliferative Glomerulonephritis
- Andere Ursachen
  - Guillain-Barré-Syndrom
  - Bestrahlung eines Wilms-Tumors

Tab. 1.4: Ursachen der akuten Glomerulonephritis.

■ Renin-produzierende Tumoren

Die Erstbeschreibung eines reninproduzierenden Tumors erfolgte im Jahre 1967 durch Robertson et al. (52). Die Tumoren sind normalerweise von geringer Größe und bestehen aus juxtaglomerulären Zellen, die Renin produzieren (53). Diese Tumoren werden auch Hämangioperizytome genannt. Neben diesen können andere Tumoren wie

- Wilms-Tumore
- Adenokarzinome der Niere sowie
- Tumoren der Lunge, Leber, Ovarien und des Pankreas

große Mengen an Renin produzieren. Diese überhöhte Produktion manifestiert sich in einer schweren Hypertonie. Diese Tumoren treten typischerweise bei jüngeren Menschen auf.

■ Embolischer oder thrombotischer Verschluß der Nierenarterie

Die akute Schädigung der Niere ist charakterisiert durch

- Hämaturie, Oligurie, Proteinurie
- Retention von Salz und Wasser
- Hypertonie
- Flankenschmerz

Der Verschluß einer Nierenarterie stellt einen akuten medizinischen Notfall dar und bedarf einer sofortigen Diagnostik und Therapie. Häufig wird die Symptomatik – Flankenschmerz, Hypertonie und Hämaturie – als Folge einer Nephrolithiasis fehldiagnostiziert.

Ursachen für einen embolischen oder thrombotischen Verschluß der Nierenarterie sind:

- Thrombose der Nierenarterie auf der Basis einer vorbestehenden Nierenarterienstenose
- Emboli aus dem Bereich des linken Herzens bei Vitien, Endocarditis, Herzwandaneurysma, Vorhofflimmern oder dilatativer Kardiomyopathie
- Prokoagulatorischer Status (Protein C- Mangel, nephrotisches Syndrom, Antiphospholipid-Antikörper)
- Trauma (direkte Krafteinwirkung oder durch Dezeleration)
- Aortendissektion
- Cholesterinhaltige Emboli nach chirurgischen oder radiologischen Eingriffen

■ Renovaskuläre Hypertonie

Die Stenose der Nierenarterie ist am häufigsten durch eine

- Arteriosklerose
- Fibromuskuläre Dysplasie
- Abknickung der Nierenarterie

verursacht. Seltene Ursachen für eine Stenose der Nierenarterie sind in Tabelle 1.5 zusammengefaßt.

- Aneurysmen
- Embolien
- Arteriovenöse Malformation oder Fistel
- Arteritis
  - Periarteriitis nodosa
  - Takayasu Arteriitis
- Dissektion
  - Nierenarterie
  - Aorta
- Neurofibromatose Recklinghausen
- Abstoßungsreaktion nach Nierentransplantation
- Verletzung der Nierenarterie
  - Trauma
  - Bestrahlung
  - Lithotrypsie
  - Chirurgische Intervention
- Subcorticale Zysten
- Kongenitale unilaterale renale Hypoplasie
- Tumoren (Angiom, Phäochromozytom, Paragangliom)
- Subkapsuläres oder perirenales Hämatom
- Retroperitoneale Fibrose
- Ureterale Obstruktion

Tab. 1.5: Seltene Ursachen einer Nierenarterienstenose.

Die Grundlagen zum Verständnis der Pathophysiologie und Pathogenese der renovaskulären Hypertonie sind von Goldblatt et al. im Jahr 1934 erarbeitet worden (54):

Durch die Stenose der Nierenarterie kommt es zu einem Absinken des Blutdruckes innerhalb der Glomeruli und zu einer Aktivierung des juxtaglomerulären Apparates. Die Folge ist eine verstärkte Freisetzung von Renin und eine vermehrte Umwandlung von Angiotensinogen in Angiotensin I (☞ Abb. 1.1). Dieses wird unter der Wirkung des in der Lunge lokalisierten angiotensin-converting Enzyms in das vasopressorisch wirkende Angiotensin II umgewandelt. Die Folge eines solchen Anstiegs der Angiotensin-II Konzentration im Blut ist eine akute Erhöhung des arteriellen Blutdruckes durch Vasokonstriktion im peripheren arteriellen Stromgebiet. Außerdem bewirkt Angiotensin II über eine Aktivierung der Neben-Nierenrinde eine vermehrte Produktion und Sekretion von Aldosteron. Diese Zunahme des Aldosterons im Blut bewirkt eine vermehrte Kaliumsekretion und eine verstärkte Natriumrückresorption im Bereich des distalen Tubulus-Systems der Niere. Die Zunahme der Natriumrückresorption bewirkt auch eine vermehrte Wasserretention und führt über eine Erhöhung des Volumenstatus ebenfalls zu einer längerfristigen Erhöhung des arteriellen Blutdruckes.

Mehrere Tage bis Wochen nach dem Auftreten einer akuten Stenose der Nierenarterie ist die Beteiligung des Renins wesentlich weniger eindeutig. Während in der initialen Phase die Hypertonie von der Renin-Freisetzung und der damit verbundenen Angiotensin-II Bildung abhängig ist, ist in einer späteren Phase in 1. Linie die Volumen- und Salzretention für die Erhöhung des arteriellen Blutdruckes verantwortlich (56).

Neben dem RAAS spielt auch das sympathikoadrenale System über die afferenten Bahnen zur Niere eine wichtige Rolle im Rahmen der renovaskulären Hypertonie (57). Es besteht eine deutlich erhöhte Aktivität dieser afferenten Nervenbahnen bei renovaskulärer Hypertonie. Vice versa führt eine Denervierung der Niere zu einer Normalisierung des Blutdruckes.

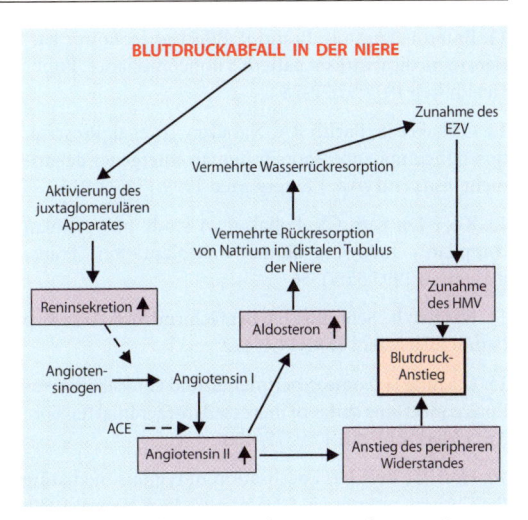

Abb. 1.1: Mechanismen, die zum Auftreten einer renovaskulären Hypertonie führen.

1.5. Literatur

1. Zampaglione B, Pascale C, Marchisio M, et al. Hypertensive urgencies and emergencies. Prevalence and clinical presentation. Hypertension 1996;27:144-147

2. Leeman M. Use of antihypertensive drugs in an intensive care unit. Am J Hypertens 1997;10:144

3. Thiede AU. Die hypertensive Krise in einer Notfallaufnahme: epidemiologische, notfallmedizinische und sozialmedizinische Aspekte. Inauguraldissertation der Medizinischen Fakultät der Johannes-Gutenberg-Universität zu Mainz. 1997

4. Kaplan NM. Management of hypertensive emergencies. Lancet 1994;344:1335-1338

5. Hirschl MM. Guidelines for the drug treatment of hypertensive crises. Drugs 1995;50:991-1000

6. Ram CVS. Management of hypertensive emergencies: Changing therapeutic options. Am Heart J 1991;122:356-363

7. Toyoshima H, Takahashi K, Akera T. The impact of side effects on hypertension management: a Japanese survey. Clin Ther 1997;19:1458-1469

8. Aranda P, Tamargo J, Aranda FJ, et al. Use and adverse reactions of antihypertensive drugs in Spain. Part I of the RAAE Study. Blood Pressure (Suppl.) 1997;1:11-16

9. Hemminki E, Heikkila J. Elderly people´s compliance with prescriptions, and quality of medication. Scand J Soc Med 1975;3:87-92

10. Clinite JC, Kabat HF. Prescribed drugs, errors during self-administration. J Am Pharm Assoc 1969;NS9:450-452

11. Brand F, Smith R, Brand P. Effect of economic barriers to medical care on patient´s noncompliance. Public Health Rep 1977;92:72-78

12. Olshaker JS, Barish RA, Naradzay JF, et al. Prescription noncompliance: contribution to emergency department visits and cost. J Emerg Med 1999;17:909-912

13. Kiley DJ, Lam CS, Pollak R. A study of treatment compliance following kidney transplantation. Transplantation 1993;55:51-56

14. Naunyn B., Schreiber J. Über Gehirndruck. Arch Exp Pathol Pharmakol 1881;14:1-112

15. Cushing H. Some experimental and clinical observations concerning states of increased intracranial tension. Am J Med Sci 1902; 124:375-400

16. Hoff JT, Reis DJ. Localisation of regions mediating the Cushing response in CNS of cats. Arch Neurol 1970; 23:228-240

17. Weinstein JD, Langfitt TW, Bruno L, et al. Experimental study of patterns of brain distortion and ischemia produced by an intracranial mass. J Neurosurg 1968; 28:513-521

18. Reis DJ, Doba N. The central nervous system and neurogenic hypertension. Prog Cardiovasc Dis 1974;17:51-71

19. Magnus O, Koster M, Van Der Drift JHA. Cerebral mechanism and neurogenic hypertension in man, with special reference to baroreceptor control. Prog Brain Res 1977;47:199-218

20. Doba N, Reis DJ. Acute fulminating neurogenic hypertension produced by brainstem lesions in rat. Circ Res 1973; 32:584-594

21. Miller JD, Becker DP, Ward JD, et al. Significance of intracranial hypertension in severe head injury. J Neurosurg 1977; 47:503-516

22. Miller JD, Sullivan HG. Severe intracranial hypertension. Int Anesthesiol Clin 1979; 17:19-75

23. Becker DP, Miller JD, Ward JD, et al. The outcome from severe head injury with early diagnosis and intensive management. J Neurosurg 1977;47:491-502

24. Durward QJ, Demaestro RF, Amacher AL, et al. The influence of of systemic arterial pressure and intracranial pressure on the development of cerebral vasogenic edema. J Neurosurg 1983;59:803-809

25. Bravo EL, Gifford RW. Pheochromocytoma: Diagnosis, Localisation, and management. N Engl J Med 1984; 311:1298

26. Hamilton BP, Landsberg L, Levine RJ. Measurement of urinary epinephrine in screening for pheochromocytoma in multiple endocrine neoplasia type II. Am J Med 1978;65:1027-1032

27. Steiner AL, Goodman AD, Powers SR. Study of a kindred with pheochromocytoma, medullary thyroid carcinoma, hyperparathyroidism and Cushing disease:Multiple endocrine neoplasia type 2. Medicine (Baltimore) 1968;47:371-409

28. Glushien AS. Pheochromocytoma: Its relationship to the neurocutaneus syndromes. Am J Med 1953;14:318.

29. Horton WA, Wong V, Eldridge R. Von Hippel-Lindau disease:Clinical and pathological manifestations in nine families with 50 affected members. Arch Intern Med 1976;136:769-777

30. Landsberg L, Young JB. Pheochromocytoma In:Harrisons Priciples of Internal Medicine. Fauci, Braunwald, Wilson et al. (eds). Volume 2, pp 2057-2060

31. Jacobsen TN, Snyder RW II, Grayburn PA, et al. Effects of intranasal cocaine on sympathetic nerve discharge in humans. J Clin Invest 1997;99:628-634.

32. Forth W, Henschler D, Rummel W. In: Pharmokologie und Toxikologie. Mannheim, Wien, Zürich. Wissentschaftsverlag.

33. Bernstein E, Diskant BM. Phenylpropanolamine: a potentially hazardous drug. Ann Emerg Med 1982;11:311-315

34. Howrie DL, Wolfson JH. Phenylpropanolamine-induced hypertensive scizures. J Pediatr 1983;102:143-145.

35. Pentel PR, Asinger RW, Benowitz NL. Propanolol antagonism of phenylpropanolamine-induced hypertension. Clin Pharmocol Ther 1985;37:488-494.

36. Saken R, Gates GL, Miller K. Drug-induced hypertension in infancy. J Pediatr 1979;95:1077-1079

37. Wellwood M, Goresky GV. Systemic hypertension associated with topical administration of 2.5 % phenylephrine HCL (letter). Am J Ophthalmol 1982;93:369-370

38. Lai YK. Adverse effects of intraoperative phenylephrine 10 %: case report. Br J Ophthalmol 1989;73:468-469.

39. Desforges JF. Treatment of Hypertensive Crisis. N Engl J Med 1990;323:1177- 1183.

40. Walsh BT, Hadigan CM, Wong LM. Increased pulse and blood pressure associated with desipramine treatment of bulimia nervosa. J Clin Psychopharmacol 1992;12:163-168

41. Louie AK, Louie EK, Lannon RA. Systemic hypertension associated with tricyclic antidepressant treatment in patients with panic disorder. Am J Cardiol 1992;70:1306-1309.

42. O´Connell MT, Kubrusly DB, Fournier AM. Systemic necrotizing vasculitis seen initially as hypertensive crisis. Arch Intern Med 1985;145:265-267

43. Kashgarian M. Pathology of small blood vessels in hypertension. Am J Kidney Dis 1985;5:A104

44. Bonnet F, Longy-Boursier M, Aparicio M, et al. Scleroderma renal crisis. 7 cases and review of the literature. Ann Med Interne Paris 1998;149:243-250

45. Stehen VD. Scleroderma renal crisis. Rheum Dis Clin North Am 1996;22:861-867

46. Piette JC, Cacoub P, Wechsler B. Renal manifestations of the antiphospholipid syndrome. Semin Arthritis Rheum 1994;23:357-366

47. Cacoub P, Wechsler B, Piette JC, et al. Malignant hypertension in antiphospholipid syndrome without overt lupus nephritis. Clin Exp Rheumatol 1993;11:479-485

48. Kaslow RA, Sullivan-Bolyai JZ, Hollman RC, et al. Risk factors for Guillain-Barrè syndrome. Neurology 1987;37:685-688

49. Polinsky RJ. Autonomic dysfunction in neurological illness. In:Textbook of Clinical Neuropharmaocology. HL Klawans et al (eds). New York Raven Press 1992, pp 537-557

50. De Vivo MJ, Kartus PL, Stover SL, et al. Seven-year survival following spinal cord injury. Arch Neurol 1987;44:872-875

51. Birkenhäger WH, Schalekamp MA, Schalekamp-Kuyken MPA, et al. Interrelations between arterial pressure, fluid volumes, and plasma renin concentration in the course of acute glomerulonephritis. Lancet 1970;i:1086-1087

52. Robertson PW, Klidjian A, Harding LK, et al. Hypertension due to a renin-secreting renal tumour. Am J Med 1967;43:963-976

53. Haab F, Duclos JM, Guyenne T, et al. Renin-secreting tumors: diagnosis, conservative surgical approach and long-term results. J Urol 1995;153:1781-1784

54. Goldblatt H, Lynch J, Hanzal RF, et al. Studies on experimental hypertension. I. The production of persistent elevation of systolic blood pressure by means of renal ischemia. J Exp Med 1934;59:347-378

55. Davies JO. The pathogenesis of chronic renovascular hypertension. Circ Res 1977;40:439-444

56. Dargie JH, Franklin SS, Reid JL. Plasma noradrenaline concentrations in experimental renovascular hypertension in the rat. Cli Sci Mol Med 1977;52:477-482

57. Faber JE, Brody MJ. Afferent renal-nerve dependent hypertension following acute renal artery stenosis in the conscious rat. Circ Res 1985;57:67-88

Pathophysiologie

2. Pathophysiologie

2.1. Allgemein

Die genaue Pathophysiologie des hypertensiven Notfalles ist unbekannt. Es sind wie in Kapitel 1. beschrieben eine Reihe von Ursachen für das Auftreten des hypertensiven Notfalles identifiziert worden. Die genauen pathophysiologischen Vorgänge sind allerdings auch in Ermangelung eines geeigneten experimentellen Modells unklar. Es werden eine Reihe von möglichen Faktoren für die Entstehung des hypertensiven Notfalles verantwortlich gemacht:

- Renin-Angiotensin-Aldosteron-System
- Sympathiko-adrenale System
- Vasopressin
- Endothelin
- Mangel an vasodilatatorischen Substanzen

2.2. Renin-Angiotensin-Aldosteron-System

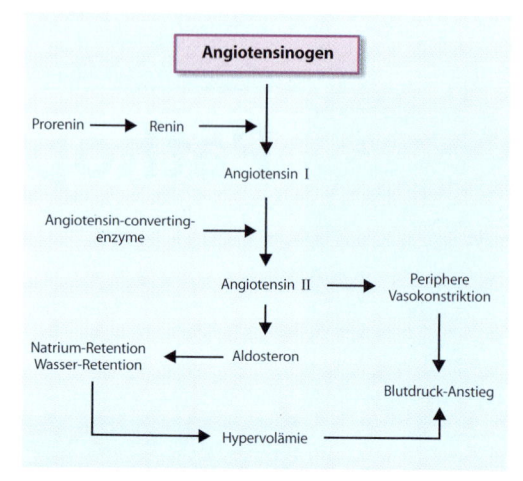

2.2.1. Renin

Das Renin-Angiotensin-Aldosteron-System wird primär über die Niere reguliert. Eine Steigerung der Renin-Freisetzung wird durch folgende Mechanismen ausgelöst:

- Abnahme des transmuralen Druckes in der afferenten Arteriole des Glomerulums
- Stimulierung der β-Rezeptoren
- Veränderung der Natriumkonzentration im distalen Tubulus (Macula densa)

Der wichtigste Trigger für eine Aktivierung des Systems ist die Abnahme der renalen Durchblutung. Die vermehrte Freisetzung von Renin aus dem juxtaglomerulären Apparat führt über die Aktivierung einer Enzymkaskade schließlich zu einer vermehrten Freisetzung von Angiotensin II (☞ Abb. 2.1).

Diese Substanz wirkt über Angiotensin-Rezeptoren an der glatten Gefäßmuskulatur und ist der stärkste Vasokonstriktor des Organismus. Angiotensin II ist durch einen sehr raschen Wirkeintritt charakterisiert und wird durch Angiotensinasen sehr rasch (innerhalb von 1-2 Minuten) in eine inaktive Form übergeführt. Angiotensin II führt über einen negativen Rückkoppelungsmechanismus zu einer Abnahme der Reninfreisetzung. Zudem bewirkt Angiotensin II eine Freisetzung von Aldosteron aus der Neben-Niere.

Abb. 2.1: Das Renin-Angiotensin-Aldosteron-System.

2.2.2. Aldosteron

Aldosteron weist 2 Wirkungsmechanismen auf:

- Regulierung des extrazellulären Volumens
- Kontrolle des Kaliumhaushaltes

Diese Effekte werden durch Bindung an einen Mineralokortikoid-Rezeptor vermittelt. Die Regulierung des Volumens erfolgt durch direkte Wirkung am distalen Tubulus-System der Niere. Aldosteron verursacht eine Reduktion der Natriumexkretion und eine Zunahme der Kaliumsekretion in das Tubulus-System. Die reabsorbierten Natriumionen werden in das Interstitium und von dort in das renale Kapillarsystem transportiert. Wasser folgt dem transportierten Natrium; d.h. eine Zunahme der Aldosteronsekretion führt zu einer Zunahme des extrazellulären Volumens und konsekutiv zu einer Erhöhung des arteriellen Blutdruckes (☞ Abb. 2.1)

2.2.3. Zusammenfassung

Eine Überaktivität des RAAS kann zum Auftreten einer schweren Hypertonie führen, wobei sowohl eine übermäßige Freisetzung von Angiotensin II als auch eine vermehrte Aldosteronwirkung für die hypertensive Entgleisung verantwortlich sein können. Die renovaskuläre Hypertonie, Renin produzierende Tumoren oder das Conn-Syndrom sind Beispiele für eine übermäßige Aktivierung des RAAS.

2.3. Das sympathiko-adrenale System

2.3.1. Allgemein

Das sympathikoadrenale System übt seine Effekte über die Freisetzung von Katecholaminen, i.e. Noradrenalin, Adrenalin und Dopamin, aus den peripheren sympathischen Nervenendigungen und dem Neben-Nierenmark aus. Die Kontrolle des sympathikoadrenalen Systems erfolgt über Steuerungszentren im Bereich der Pons, der Medulla oblongata und des Hypothalamus. Die Aktivität dieser Zentren wird von zentralen venösen Barorezeptoren im Bereich der großen Venen und der Vorhöfe, von den arteriellen Barorezeptoren im Bereich des Glomus caroticum und des Aortenbogens sowie von übergeordneten Hirnregionen beeinflußt (☞ Abb. 2.2). Die Aktivitäten des Neben-Nierenmarks und des zentralen sympathikoadrenalen Systems sind koordiniert, aber nicht immer kongruent. Die Reaktion auf einen Lagewechsel (vom Liegen zum Stehen) wird hauptsächlich vom zentralen sympathikoadrenalen System vermittelt, während ein Absinken des Blutzuckerspiegels ausschließlich zu einer Freisetzung von Katecholaminen aus der Nebenniere führt.

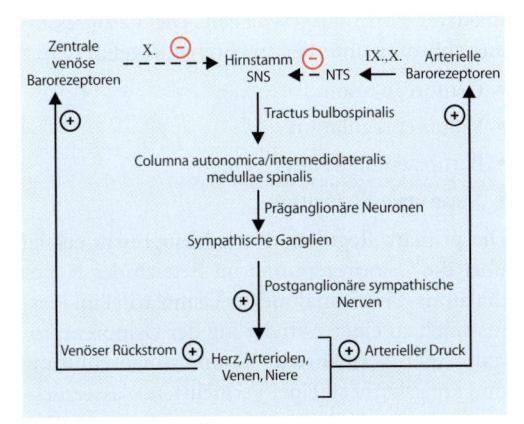

Abb. 2.2: Kreislaufregulation durch das sympathische Nervensystem: Baro-Rezeptoren im Bereich des venösen und arteriellen Kreislaufes werden durch Zunahme des intravasalen Druckes (venöser Rückstrom, arterieller Blutdruck) und damit konsekutiver Dehnung stimuliert. Afferente Impulse von diesen Rezeptoren werden über den neunten (IX.) und zehnten (X.) Hirnnerven zum sympathischen Nervensystem (SNS) im Hirnstamm weitergeleitet. Diese Impulse führen zu einer Hemmung der zentralen sympathischen Nervenaktivität.
NTS= nucleus tractus solitarius.

2.3.2. Wirkmechanismen der Katecholamine

Katecholamine beeinflussen alle Organsysteme und ihre Wirkung tritt innerhalb von Sekunden ein. Das sympathoadrenale System ist durch die rasche Wirksamkeit der Katecholamine in der Lage auf verschiedenste Umwelteinflüsse sofort zu reagieren.

Katecholamine haben folgende Wirkungen:

- Vasokonstriktion im Bereich der Gefäße der Haut, der Schleimhaut, der Niere und des Splanchnicus-Gebietes
- Steigerung der Kontraktilität des Myokards
- Zunahme der Herzfrequenz
- Zunahme des venösen Rückstroms und Erhöhung des diastolischen Füllungsvolumens
- Glykogenolyse im Herzen, der Leber und der Skelettmuskulatur
- Lipolyse
- Glukoneogenese in der Leber
- Steigerung der Natriumrückresorption im renalen Tubulus-System (Adrenalin- und Noradrenalinwirkung)
- Verminderung der Natriumrückresorption durch Dopamin
- Bronchodilatation
- Hemmung der Insulinfreisetzung und Stimulation der Glukagonfreisetzung im Pankreas
- Stimulierung der Reninfreisetzung

2.3.3. Zentrale neurale Kontrolle des Blutdruckes

In jungen Hypertonikern wurden erhöhte venöse Konzentrationen von Noradrenalin sowie eine erhöhte periphere sympathische Nervenaktivität beobachtet (1,2). Die zentralen Mechanismen, die diese Veränderungen verursachen, sind im Menschen nur schwierig zu untersuchen. Eine mögliche Ursache für die erhöhten Noradrenalin-Konzentrationen ist eine vermehrte Abgabe von Noradrenalin und Metaboliten in die subcortikalen Venen bei Hypertonikern (3). Die genaue Quelle für das Noradrenalin ist bis dato nicht gefunden worden, aber es dürfte sich um noradrenerge Neurone mit Nervenendigungen im Bereich der subcortikalen Venen handeln.

Das sympathische Nervensystem spielt auch eine Rolle im Rahmen von Übergewicht. Übergewichtige Hypertoniker weisen erhöhte Noradrenalin-Spiegel auf, die durch diätetische Maßnahmen reduziert werden können (4). Auch hier ist der genaue Mechanismus unbekannt.

Weiter ist bekannt, daß bei Hypertonikern mehrfach eine Kompression der linken lateralen Medulla beobachtet wurde (5). Vaskuläre Dekompression führt zu einer Verbesserung der hypertensiven Kreislaufsituation. Diese Form der Hypertonie ist auch experimentell nachvollzogen worden (6).

2.3.4. Periphere sympathische Nervenaktivität

Eine Überaktivität des sympathischen Nervensystems findet sich in der Mehrzahl der Hypertoniker (7). Diese sympathische Nervenaktivität umfaßt die neurale Aktivität im Bereich der Nieren, des Herzens und der Skelettmuskulatur (8-10). Die Mikroneurographie zeigte eine deutlich über der Norm gelegene Aktivität der sympathischen Nervenendigungen im Bereich der Skelettmuskulatur (11). Zusätzlich finden sich bei Hypertonikern erhöhte Noradrenalinkonzentration, wobei diese durch eine vermehrte Ausschwemmung in die Peripherie und nicht durch einen reduzierten Abbau verursacht sind (12). Diese vermehrte Noradrenalinfreisetzung stammt zu einem großen Teil aus der Niere und dem Herz (13). Diese erhöhte Freisetzung ist ein Hinweis auf eine verstärkte sympathische Nervenaktivität in diesen Organen.

2.3.5. Zusammenfassung

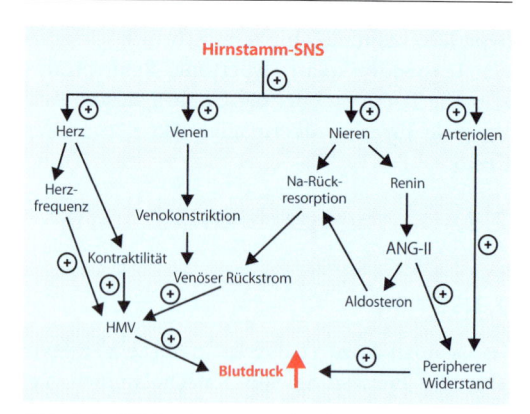

Das sympathoadrenale Nervensystem wirkt über eine Reihe von Mechanismen blutdrucksteigernd (☞ Abb. 2.3). Eine übermäßige Aktivität des zentralen oder peripheren Anteils des Nervensystems kann ebenso wie eine autonome Überfunktion des Nebennierenmarkes zu einer schweren Hypertonie und zum hypertensiven Notfall führen. Das klassische Beispiel hierfür ist die Phäochromozytomkrise.

Abb. 2.3: Effekt des sympathischen Nervensystems (SNS) auf den Blutdruck: Eine Zunahme der sympathischen Nervenaktivität führt über Veränderungen an Herz, Nieren, Venen und Arteriolen zu einer Zunahme des Herzminutenvolumens (HMV) und des peripheren Widerstands. Das Endresultat ist eine Erhöhung des arteriellen Blutdruckes.
ANG-II=Angiotensin-II.

2.4. Vasopressin

Vasopressin (auch als antidiuretisches Hormon bezeichnet) wird im Bereich des vorderen Hypothalamus synthetisiert. Die Substanz wird über den Tractus supraopticus zur Neurohypophyse transportiert und von dort in die Zirkulation abgegeben. Vasopressin hat folgende Wirkmechanismen:

- Vermehrte Rückresorption von Wasser im Bereich der Niere - Antidiurese
- Vasokonstriktion

Vasopressin wird über die Leber und die Niere in inaktiver Form ausgeschieden. Die Vasopressinausschüttung unterliegt mehreren Regelkreisen:

- Osmoregulation
- Volumenregulation
- Barorezeptor-Reflex
- Neuronale Regulation

Die primäre Regulation von Vasopressin erfolgt über die Osmorezeptoren im Bereich des Hypothalamus. Eine Zunahme der Osmolarität im Plasma führt zu einer Aktivierung der Osmorezeptoren, einer vermehrten Vasopressinauschüttung und konsekutiv zu einer vermehrten Wasserrückresorption in der Niere.

Die Vasopressinfreisetzung wird auch durch den Volumenstatus des Organismus beeinflußt. Der Volumenstatus wird durch Dehnungsrezeptoren im Bereich des linken Vorhofes und der pulmonalen Venen kontrolliert. Eine Hypovolämie führt zu einer Aktivierung dieser Rezeptoren und bewirkt eine verstärkte Vasopressinfreisetzung. Vice versa bewirkt eine Hypervolämie eine Verminderung der Vasopressinsekretion aus der Neurohypophyse. Ziel dieses Regelkreises ist es, den Volumenstatus des Organismus konstant zu halten.

Hypotension, z.B. als Folge eines akuten Blutverlustes, bewirkt eine Aktivierung der Barorezeptoren im Bereich des Glomus caroticum und des Aortenbogens. Die Barorezeptoren bewirken die Freisetzung von Vasopressin in Konzentrationen, die vasokonstriktorisch wirksam sind.

Vasopressin wird allerdings auch eine pathophysiologische Rolle in der Entstehung der Hypertonie zugesprochen. Einige experimentelle Daten weisen darauf hin, daß durch eine Volumenexpansion eine chronische Erhöhung des Blutdruckes erzielt werden kann. In einer experimentellen Studie wurde Vasopressin intravenös über 2 Wochen verabreicht und eine deutliche Erhöhung des Blutdruckes beobachtet (14).

2.5. Endothelin

Von den drei Mitgliedern der Endothelfamilie, lassen sich Endothelin-1 (ET-1) und Endothelin-3 (ET-3) im Blut nachweisen. Die Substanzen werden von den Endothelzellen produziert und weisen eine ausgeprägte vasokonstriktorische Wirkung auf. Endothelin verursacht primär eine kurze Phase der Vasodilatation gefolgt von einer langandauernden Phase der Vasokonstriktion (15,16). Diese ausgeprägte Vasokonstriktion führt am isolierten Herzen zum Auftreten von Ischämien, Arrhythmien und eventuell zur Nekrose myokardialer Zellen (17).

Die Serumspiegel von Endothelin sind in den meisten Fällen der experimentellen wie auch klinischen Hypertonie im Normbereich. Ausnahmen sind:

- Höheres Lebensalter (18)
- Atherosklerotische Gefäßveränderungen (19)
- Chronisches Nierenversagen (20, 21)
- Herzinsuffizienz
- Präklampsie und Eklampsie (22)

Die im Experiment nachgewiesene ausgeprägte vasokonstriktorische Wirkung läßt sich im Rahmen der klinischen Hypertonie nur vereinzelt nachweisen. Es wird allerdings angenommen, daß Endothelin die vasokonstriktorischen Effekte anderer Substanzen, wie Norepinephrin oder Serotonin, deutlich verstärken kann (23,24).

2.6. Mangel an vasodilatatorischen Substanzen

2.6.1. Stickoxid

Stickoxid wird durch die Einwirkung des Enzyms NO-Synthetase aus L-Arginin gebildet und ist in den Endothelzellen, in Thrombozyten, Makrophagen, in der glatten Gefäßmuskulatur und im Gehirn nachweisbar (25).

Die wesentlichsten Wirkmechanismen von Stickoxid sind:

- Vasodilatation (26)
- Thrombozytenaggregationshemmung (27,28)

Stickoxid wird von den Endothelzellen freigesetzt und kontrolliert die Weite des Gefäßlumens der Arterien und Arteriolen in Abhängigkeit vom Blutfluß durch das Gefäß. Die Substanz wird kontinuierlich aus der Endothelzelle freigesetzt und kontrolliert permanent den Tonus der glatten Gefäßmuskulatur (29). Eine Veränderung der Wandspannung des Gefäßes bewirkt eine Zu- oder Abnahme der Stickoxidfreisetzung aus der Endothelzelle. So führt eine Erhöhung des arteriellen Blutdruckes zu einer Zunahme der Wandspannung und stimuliert die Freisetzung von Stickoxid (30). Ein Mangel an Stickoxid hat entscheidende Konsequenzen für den Gefäßtonus und den Blutdruck, wie bei chronischem Nierenversagen gezeigt werden konnte (31).

2.6.2. Prostaglandin I_2

Prostaglandin I_2 (Prostacyclin) entsteht aus dem Arachidonsäurestoffwechsel unter Einwirkung von Cyclooxygenase und Peroxidase und wird in den Endothelzellen produziert.

Die Substanz hat folgende Wirkungen:

- Vasodilatation
- Hemmung der Thrombozytenaggregation (31)
- Hemmung der Säureproduktion im Magen
- Stimulation der Reninfreisetzung

Der Effekt auf den Gefäßtonus ist unter physiologischen Bedingungen als gering einzustufen. Allerdings spielt Prostaglandin I$_2$ eine ganz wesentliche Rolle unter den Bedingungen des Endothelschadens. Die Substanz kompensiert die durch Thrombozytenaggregation freigesetzten Vasokonstriktoren, wie Serotonin oder Thromboxan A$_2$ (32).

2.6.3. Das Medullipin-System

Das Medullipin-System, lokalisiert in der Niere, dürfte der Gegenspieler zum Renin-Angiotensin-Aldosteron-System in der Blutdruckregulation sein (☞ Abb. 2.4). Das System bewirkt

- Vasodilatation der peripheren Gefäße
- Abnahme der sympathiko-adrenalen Nervenaktivität
- Diurese
- Natriurese
- Abnahme der zentral-neuronalen Aktivitäten

Hinweise auf die Bedeutung dieses Systems ergaben sich aus der Beschreibung einer schweren Hypotonie als Folge eines renomedullären Tumors (Muirhead-Syndrom) (33). Außerdem konnte gezeigt werden, daß Medullipin auch in oraler Form eine Blutdrucksenkung erzeugen kann.

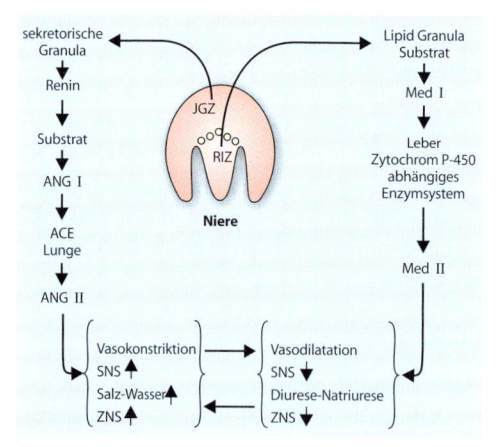

Abb. 2.4: Wirkungen des Medullipin-Systems und des Renin-Angiotensin-Aldosteron-Systems auf die Blutdruckregulation.
JGZ = juxtaglomeruläre Zellen; RIZ = renomedulläre interstitielle Zellen; SNS = sympathisches Nervensystem; ZNS = zentrales Nervensystem; ANG-I = Angiotensin-I; ANG-II = Angiotensin-II; ACE = angiotensin converting Enzym; MED-I = Medullipin-I; Med-II = Medullipin-II.

2.7. Zusammenfassung

Die hier beschriebenen Faktoren spielen in ihrer Gesamtheit eine Rolle in der Entstehung eines hypertensiven Notfalles, wobei der Anteil der einzelnen Wirkmechanismen von Patient zu Patient unterschiedlich sein dürfte. Die nachfolgende Zusammenfassung stellt einen möglichen Ablauf für die Entstehung und vor allem für die Beibehaltung eines solchen hypertensiven Notfalles dar (☞ Abb. 2.5).

Der hypertensive Notfall wird durch einen abrupten Anstieg des peripheren Widerstandes als Folge erhöhter Konzentrationen von vasokonstriktiven Substanzen wie Renin, Noradrenalin, Angiotensin II und Vasopressin ausgelöst werden (34). Als Konsequenz des deutlich erhöhten Blutdruckes ergibt sich eine fibrinoide Nekrose der Arteriolen, welche wiederum zu Endothelzerstörung, Thrombozyten- und Fibrinaggregation und einem Verlust der Gefäßautoregulation führt und in einer Endorgan-Ischämie resultiert. Die Ischämie wiederum steigert die weitere Freisetzung von vasoaktiven Substanzen. Dies führt zu einem Circulus vitiosus von weiterer Vasokonstriktion und myointimaler Proliferation (35). Die Abbildung 2.5 gibt eine Übersicht über die Pathogenese des hypertensiven Notfalles (36). Die dabei demonstrierte Druckdiurese wird kontrovers diskutiert. Click et al. (38) und Kincaid-Smith (35) zeigten, daß die Druckdiurese durch die vasokonstriktiven Effekte von Angiotensin II, Noradrenalin, Vasopressin an den renalen Arteriolen verursacht wird und zu einem Volumenverlust bei Patienten mit maligner Hypertonie führt. Bei hypertensiven Tieren kann man eine Zunahme des Lumens der afferenten Arteriolen aber nicht der efferenten Arteriolen beobachten. Es besteht zudem eine gesteigerte vasokonstriktorischee Antwort der efferenten Arteriole, sowohl auf Noradrenalin als auch auf Angiotensin II. Diese kombinierten Veränderungen bei hypertensiven Tieren könnten den glomerulären kapillären Druck vergrößern und somit die Drucknatriurese verursachen.

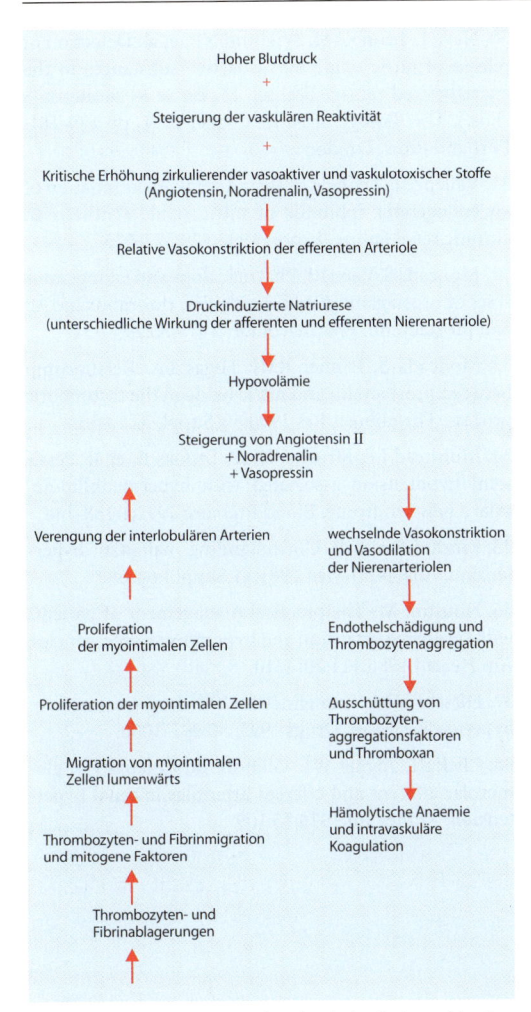

Abb. 2.5: Möglicher pathophysiologischer Mechanismus bei der Entstehung eines hypertensiven Notfalles.

2.8. Literatur

1. Esler MD. Catecholamines and essential hypertension. Bailliere´s Clin Endocrinol Metab 1993;7:415-438

2. Floras JS, Hara K. Sympathoneural and haemodynamic characteristics of young subjects with mild essential hypertension. J Hypertens 1993;11:647-655

3. Ferrier C, Jennings Gl, Eisenhofer G, et al. Evidence for increased noradrenaline release from subcortical brain regions in essential hypertension. J Hypertens 1993;11:1217-1227

4. Landsberg L, Krieger DR. Obesity, metabolism and the sympathetic nervous system. Am J Hypertens 1989;2:125s-132s

5. Janetta PJ, Segal R, Wolfson SK. Neurogenic hypertension: etiology and surgical treatment. I. Observations in surgical patients. Ann Surg 1985;201:391-398

6. Janetta PJ, Segal R, Wolfson SK et al. Neurogenic hypertension: etiology and surgical treatment. I. Observations in an experimental nonhuman primate model. Ann Surg 1985;202:253-261

7. Guzzetti S, Piccaluga E, Casati R, et al. Sympathetic predominance in essential hypertension: a study emplying spectral analysis of heart rate variability. J Hypertens 1988;6:711-717

8. Egan B, Panis R, Hinderliter A, et al. Mechanism of increased alpha-adrenergic vasoconstriction in human essential hypertension. J Clin Invest 1987;80:182-186

9. Anderson EA, Sinkey CA, Lawton WJ, et al. Elevated sympathetic nerve activity in borderline hypertensive humans: evidence from direct intraneural recordings. Hypertension 1989;14:177-183

10. Esler M. Jennings G, Biviano B, et al. Mechanism of elevated plasma noradrenaline in the course of essential hypertension. J Cardiovasc Pharmacol 1986;8(Suppl. 5):539-544

11. Yamada Y, Miyajima E, Tochikubo O, et al. Age-related changes in muscle sympathetic nerve activity in essential hypertension. Hypertension 1989;13:870-877

12. Esler M, Jennings G, Korner P, et al. The assessment of human sympathetic nervous system activity from measurements of norepinephrine turnover. Hypertension 1988;11:3-20

13. Esler M, Lambert G, Jennings G. Regional norepinephrine turnover in human hypertension. Clin Exp Hypertens 1989;11 (suppl 1):75-89

14. Smith MJ Jr, Cowley AW Jr, Guyton AC, et al. Acute and chronic effects of vasopressin on blood pressure, electrolytes, and fluid volumes. Am J Physiol 1979;237:F232

15. Yanagisawa M, Kurihara H, Kimura S, et al. A novel potent vasoconstrictor peptide produced by vascular endothelial cells. Nature 1988;332;411-415

16. Kiowski W, Lüscher TF, Linder L, et al. Endothelin-1-induced vasoconstriction in humans: Reversaal by calcium channel blockade but not by nitrovasodilators or endothelin-derived relaxing factor. Circulation 1991;83:469-475

17. Neubauer S, Ertl G, Haas U, et al. Effects of endothelin-1 in isolated perfused rat heart. J Cardiovasc Pharmacol 1990;16:1-8

18. Miyauci T, Yanagisawa M, Suzuki N, et al. Venous plasma concentrations of endothelin in normal and hypertensive subjects. Circulation 1989;80(Suppl. II):II-2280

19. Lerman A, Edwards BS, Hallett JW, et al. Circulating and tissue endothelin immunoreactivity in advanced atherosclerosis. N Engl J Med 1991;325:997-1001

20. Tomita K, Ujie K, Nakanishi T, et al. Plasma endothelin levels in patients with acute renal failure (letter). N Engl J Med 1990;321:1127

21. Shichiri M, Hirata Y, Ando K, et al. Plasma endothelin levels in hypertension and chronic renal failure. Hypertension 1990;15:493-496

22. Taylor RN, Varma M, Teng NNH, et al. Women with preeclampsia have higher plasma endothelin levels than women with normal pregnancies. J Clin Endocrinol Metab 1990;71:1675-1677

23. Dohi Y, Hahn AWA, Boulanger CM, et al. Endothelin stimulated by angiotensin II augments contractility of spontaneously hypertensive rats resistance arteries. Hypertension 1992;19:131-137

24. Yang Z, Richard V, Segesser LV, et al. Threshold concentrations of endothelin-1 potentiate contractions to norepinephrine and serotonin in human arteries: A new mechanism of vasospasm? Circulation 1990;82:188-195

25. Moncada S, Higgs A. The L-arginine-nitric oxide pathway. N Engl J Med 1993;329:2002-2012

26. Rees DD, Palmer RMJ, Moncada S. Role of endothelium-derived nitric oxide in the regulation of blood pressure. Proc Natl Acad Sci USA 1989;86:3375-3378

27. Vallance P, Collier J, Moncada S. Effects of endothelium-derived nitric oxide on peripheral arteriolar tone in man. Lancet 1989;ii:997-1000

28. Radomski MW, Palmer RMJ, Moncada S. An L-arginine pathway in human platelets regulate aggregation. Proc Natl Acad Sci USA 1990;87:5193-5197

29. Joannides R, Richard V, Haefeli WE, et al. Role of basal and stimulated release of nitric oxide in the regulation of radial artery caliber in humans. Hypertension 1995;

30. Nava E, Leone AM, Wiklund NP, et al. Detection of release of nitric oxide by vasoactive substances in the anaesthesized rat. In: Feelisch M, Busse R, Moncada S (Eds.), The Biology of Nitric Oxide, 1994, pp 179-181. Portland Press, London

31. Vallance P, Leone A, Calver A, et al. Accumulation of an endogenous inhibitor of nitric oxide synthesis in chronic renal failure. Lancet 1992;329:572-575

32. Moncada S, Vane RJ. Pharmacology and endogenous roles of prostaglandin endoperoxides, thromboxane A2 and prostacyclin. Pharmacol Rev 1979;30:293-331

33. Moncada S, Palmer RMJ, Higgs EA. Relationship between prostacyclin and nitric oxide in the thrombotic process. Thrombosis Res 1990;60(Suppl. XI):3-13

34. Muirhead EE, Streeten DHP, Brooks B, et al. Persistent hypotension associated with hypermedullipinemia: a new syndrome. Blood Pressure 1992;1:138-148

35. Kincaid-Smith P. Understanding malignant hypertension. Aust NZ J Med 1981;11:Suppl I:64-68.

36. Houston M. The practical management of patients with severe hypertension and hypertensive emergencies. Am Heart J 1986;111:205-210.

37. Hirschl MM. Guidelines for the drug treatment of hypertensive crises. Drugs 1995; 50:991-1000.

38. Click RL, Joyner WL, Gilmore JP. Reactivity of glomerular afferent and efferent arterioles in renal hypertension. Kidney Int 1979;15:109

Organ-manifestationen

3. Organmanifestationen

Die in Tabelle 1.2 zusammengefaßten Ursachen können zu unterschiedlichen klinischen Manifestationen des hypertensiven Notfalles führen (☞ Tab. 3.1). Der Schweregrad des hypertensiven Notfalles wird nicht von der absoluten Höhe des Blutdruckes bestimmt, sondern vom Ausmaß der Funktionseinschränkung des betroffenen Organs. Diese Funktionseinschränkungen sind bei effektiver Blutdrucksenkung zumindest teilweise reversibel. Die systolischen Blutdruckwerte liegen im Regelfall über 200 mm Hg und die diastolischen über 120 mm Hg.

- Ophthalmologisch
  - Retinale Blutungen (Keith-Wagener Stadium III und IV)
  - Verschluß der Arteria centralis retinae
- Cerebral
  - Ischämischer Insult
  - Hämorrhagischer Insult
  - Subarachnoidalblutung
  - Hypertensive Enzephalopathie
- Hals-Nasen-Ohren-Bereich
  - Epistaxis
- Koronar
  - Instabile Angina pectoris
  - Akuter Myokardinfarkt
- Kardial
  - Akute Linksherzinsuffizienz ("hypertensives Lungenödem")
- Vaskulär
  - Aortendissektion
- Renal
  - Akutes Nierenversagen

Tab. 3.1: Organmanifestationen im Rahmen des hypertensiven Notfalles.

3.1. Der ischämische Insult

3.1.1. Allgemein

Der ischämische Insult stellt eine der häufigsten Komplikationen der chronischen Hypertonie dar und ist in über 90 % der Fälle mit einer akuten Erhöhung des Blutdruckes assoziiert (1-3). Für diese Blutdruckerhöhung kommen mehrere Ursachen in Frage:

- Streßreaktion auf die Hospitalisierung
- Streßreaktion auf den cerebralen Insult
- Reflektorische Blutdrucksteigerung zur Erhaltung des cerebralen Perfusionsdruckes in der Randzone des Insultes

Der Nachweis deutlich erhöhter Katecholamin- und Cortisolspiegel bei Patienten mit ischämischem Insult bestätigt die Streßhypothese (4). Zusätzlich kommt es bei der Mehrzahl der Patienten zu einer Normalisierung der Blutdruckverhältnisse innerhalb der ersten Tage nach Hospitalisierung (5,6).

3.1.2. Ursachen

Es können im wesentlichen 2 Ursachen für den ischämischen Insult unterschieden werden:

- Thrombotische Ursachen
- Embolische Ursachen

Die thrombotischen Verschlüsse der intrakraniellen Gefäße sind in der Mehrzahl der Fälle durch vorbestehende atherosklerotische Veränderungen bedingt. 80-90 % aller thrombotisch bedingten ischämischen Insulte ereignen sich ohne jegliche Warnsymptome. In 10 bis 20 % aller Patienten gehen dem ischämischen Insult ein oder mehrere transitorisch ischämische Attacken (TIA´s) voraus. Tabelle 3.2 faßt die wesentlichsten Ursachen des ischämischen Insultes zusammen.

3.1.3. Lokalisation und Symptomatik

Bevorzugte Lokalisationen im intrakraniellen arteriellen Stromgebiet sind:

- A. cerebri media
- Proximale Teil der A. cerebri anterior
- A. basilaris
- Aufzweigungen der intrakraniellen Arterien

Die Lokalisation des thrombotischen oder embolischen Verschlusses bestimmt die Symptomatik des ischämischen Insultes (☞ Tab. 3.4).

Embolische oder thrombotische Verschlüsse im vertebrobasilären Stromgebiet verursachen Symptome im Bereich des Kleinhirnes und des Hirnstammes (☞ Tab. 3.5).

Der embolische Verschluß ist durch das plötzliche Auftreten eines fokalen neurologischen Defizits charakterisiert. Bestimmte neurologische Syndrome geben einen Hinweis auf ein embolisches Geschehen der A. cerebri media als Ursache des ischämischen Insultes:

- Frontales operculares Syndrom: Fazialis-Schwäche, schwere Aphasie oder Dysarthrie
- Arm- oder Handplegie-Syndrom: Lähmung des Armes oder der Hand mit/ohne cortikalen sensorischen Abnormalitäten
- Wernicke´sche Aphasie
- Hemineglect

Das plötzliche Auftreten einer Hemianopsie ist ein Hinweis auf eine Beteiligung der A. cerebri posterior und eine plötzliche Schwäche im Bereich des Fusses und/oder der Schultern sind Zeichen einer möglichen Beteiligung der A. cerebri anterior.

- Thrombose
  - Atherosklerose
  - Vasculitis (Polyarteriitis nodosa, Wegener´sche Granulomatose, Takayasu Arteriitis)
  - Arterielle Dissektion (A. carotis, A. vertebralis, intrakranielle Gefäße und der Schädelbasis) als Folge eines Traumas oder spontan
  - Hämatologische Erkrankungen: Polycythaemia vera, Thrombozytose, thrombotisch-thrombozytopenische Purpura, disseminierte intravasale Gerinnung, Sichelzellanämie)
  - Fibromuskuläre Dysplasie
  - Morbus Binswanger
- Embolie
  - Kardiale Emboliequelle (☞ Tab. 3.3)
  - Atherosklerotisch-thrombotische arterielle Emboliequellen: Bifurkation der A. carotis communis, Carotis-Siphon, distale A. vertebralis und Aortenbogen
  - Unbekannte Emboliequelle bei Hyperkoagulabilität im Rahmen von Tumoren, Eklampsie, Faktor C oder S-Mangel, Lupus erythematodes

Tab. 3.2: Ursachen des ischämischen Insultes.

Neben der embolischen und thrombotischen Ursache können auch Vasospasmen, z.B. im Gefolge einer Subarachnoidalblutung, zu einem ischämischen Insult führen.

- Arrhythmie (Vorhofflimmern, Sick Sinus Syndrome)
- Koronare Herzkrankheit (Myokardinfarkt, ischämische Kardiomyopathie)
- Rheumatische Herzerkrankung (Mitralstenose)
- Kardiomyopathie nicht-ischämischer Genese
- Künstliche Herzklappen
- Offenes Foramen ovale
- Endokarditis
- Vorhofmyxom

Tab. 3.3: Kardiale Emboliequellen

- A. cerebri media
  - Parese und Parästhesie der kontralateralen Seite (Gesicht, Arm, Bein)
  - Motorische Aphasie
  - Zentrale Aphasie
  - Assoziative Aphasie
  - Homonyme Hemianopsie
- A. cerebri anterior
  - Parese des kontralateralen Fußes und Beines
  - Schwäche des kontralateralen Armes
  - Parästhesie im Bereich des Fußes und Beines
  - Harninkontinenz
  - Kontralateraler Greifreflex
  - Abulie (krankhafte Willenlosigkeit)
  - Gangstörung
- A. cerebri posterior
  - Homonyme Hemianopsie
  - Bilaterale homonyme Hemianopsie
  - Cortikale Blindheit
  - Verbale Lesestörung
  - Örtliche Desorientierung
  - Hemivisueller Neglect
  - Halluzinationen
  - Dejerine-Roussy-Syndrom (Thalamus-Syndrom): Sensorische Ausfälle, Spontanschmerz, Intentionstremor, Spasmen der Hand, milde Hemiparese
  - Claude's Syndrom: gekreuzte zerebelläre Ataxie und ipsilaterale Lähmung des III. Hirnnerven
  - Weber-Syndrom: Lähmung des III. Hirnnerven und kontralaterale Hemiplegie
  - Kontralaterale Hemiplegie
  - Parese der vertikalen Augenbewegungen, abgeschwächte Lichtreaktion, leichte Miosis und Ptosis
  - Tremor

Tab. 3.4: Neurologische Defizite in Abhängigkeit von der Lokalisation.

3.1.4. Diagnostik

Die primäre Diagnostik bei Verdacht auf ischämischen Insult umfaßt die Durchführung eines exakten neurologischen Status durch einen Spezialisten (Facharzt für Neurologie). Bei Nachweis eines neurologischen Defizits und Verdacht auf Insult schließt sich der klinischen Untersuchung eine Computertomographie des Schädels an (☞ Abb. 3.1). Der fehlende Nachweis eines ischämischen Areales innerhalb der ersten 12 bis 24 Stunden nach dem Akutereignis bedeutet noch nicht, daß die Verdachtsdiagnose "ischämischer Insult" unrichtig gewesen ist. Bei weiterbestehender klinischer Symptomatik ist die CT-Untersuchung zu einem späteren Zeitpunkt zu wiederholen. Besteht der Verdacht auf ein Insultgeschehen im Bereich des Kleinhirnes oder des Hirnstammes so ist eine MRI-Untersuchung indiziert.

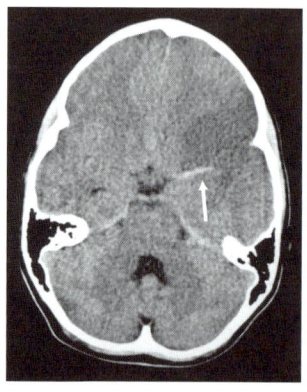

Abb. 3.1: Ischämischer Insult durch Verschluß eines Astes der A. cerebri media:
Frontotemporale, relativ scharf begrenzte hypodense Läsion des Gehirnparenchyms, Rinde und darunterliegendes Marklager betreffend mit raumforderndem Ödem (Engerstellung des li. Temporalhornes und Einengung der suprasellären Cisterne links dorsal). Lineare hyperdense Zeichnung der linken A. cerebri media (sogenanntes "string sign" ↑) im Sinne eines thrombosierten M1-Stückes der linken A. cerebri media. (Freundlicherweise von OA Dr. Heimberger und Univ. Prof. Dr. Schindler, Klinische Abteilung für Neuroradiologie, AKH, Universität Wien, zur Verfügung gestellt).

3.1.5. Komplikationen

Die Komplikationen des ischämischen Insultes lassen sich in cerebrale und nicht-cerebrale Komplikationen unterteilen:

- Cerebrale Komplikationen:
  - Hirnödem
  - Hämorrhagische Transformation des ischämischen Insultareals
  - Rezidivinsult

Mediales medulläres Syndrom	Verschluß der Vertebralarterie oder eines Astes der Vertebralarterie bzw. der unteren Basilararterie	• Parese und Atrophie der ipsilateralen Zungenhälfte • Parese des kontralateralen Armes und des kontralateralen Beines unter Aussparung des Gesichtes, vermindertes Berührungsempfinden
Laterales medulläres Syndrom	Verschluß einer der folgenden 5 Arterien: A. vertebralis, A. posterior inferior cerebellaris, obere, mittlere oder untere A. medullaris lateralis	• Ipsilateral: Schmerz, Taubheitsgefühl und verminderte Sensibilität der Gesichtshälfte, Ataxie, Fallneigung zur Seite des Insultes, Nystagmus, Schwindel, Erbrechen, Horner-Syndrom (Miosis, Ptosis, verminderte Schweißsekretion), Dysphagie, Verlust des Geschmackssinnes, Taubheitsgefühl von Arm oder Bein • Verminderte Schmerz- und Temperaturempfindung der kontralateralen Körperhälfte
Komplettes unilaterales medulläres Syndrom	Verschluß der A. vertebralis	• Kombination des medialen und lateralen medullären Syndroms
Laterales pontomedulläres Syndrom	Verschluß der A. vertebralis	• Kombination des lateralen medullären Syndroms und des lateralen pontinen inferioren Syndroms
Arteria basilaris-Syndrom	Verschluß der A. basilaris	• Kombination der medullären Syndrome • Parese oder Schwäche aller 4 Extremitäten

Tab. 3.5: Neurologische Defizite in Abhängigkeit der Lokalisation im vertebrobasilären Stromgebiet.

- Nicht-cerebrale Komplikationen:
  - Akuter Myokardinfarkt
  - Pneumonie
  - Herzinsuffizienz

3.2. Hämorrhagischer Insult

3.2.1. Allgemein

Der hämorrhagische Insult ist seltener als der ischämische Insult. Das Verhältnis zwischen hämorrhagischem und ischämischem Insult beträgt je nach untersuchtem Kollektiv 1:8 bis 1:9. Dem hämorrhagischen Insult geht im Regelfall eine krisenhafte Erhöhung des Blutdruckes voraus (7). Im Rahmen der hypertensiven Krise kommt es zur Ruptur kleiner intrakranieller arterieller Gefäße. Die cerebrale Blutung per se führt zu einer Aufrechterhaltung der hypertensiven Kreislaufsituation, wobei das Ausmaß der Hypertension von der Lokalisation der Blutung abhängig ist (8). Blutungen im Bereich des Pons, des Putamen und des Thalamus sind mit besonders hohen Blutdruckwerten assoziiert (8).

3.2.2. Ursachen

Eine intrakranielle Blutung ist häufig durch eine Hypertonie bedingt, die in der Mehrzahl der Patienten schon längere Zeit besteht und häufig insuffizient behandelt war. Tabelle 3.6 faßt die wichtigsten Ursachen der intrakraniellen Blutung zusammen.

- Spontane intrakranielle Blutung
  - Hypertonie
  - Amyloidose
- Ruptur eines Aneurysmas
  - Atherosklerotisch
  - Mykotisch
- Ruptur einer arteriovenösen Malformation
- Drogen
  - Kokain
  - Amphetamine
- Trauma
- Blutung in einen vorbestehenden Hirntumor
- Hämorrhagische Transformation eines ischämischen Insultes
- Antikoagulation
  - Heparin
  - Dicumarine

Tab. 3.6: Ursachen der intrakraniellen Blutung.

3.2.3. Lokalisation und Symptomatik

Die am häufigsten betroffenen Lokalisationen für eine intrakranielle Blutung sind:

- Putamen und angrenzende Capsula interna
- Thalamus
- Cerebellum
- Pons

Blutungen in diesen Bereichen sind fast immer durch eine spontane Ruptur eines kleinen arteriellen Gefäßes bedingt. Die Gefäße in diesen typischen Lokalisationen sind besonders anfällig für den durch die Hypertonie verursachten Endothelschadens. Blutungen in anderen Bereichen sollten immer Anlaß sein, andere Ursachen wie Tumor oder Antikoagulation in Erwägung zu ziehen.

Die meisten intrakraniellen Blutungen entwickeln sich über einen Zeitraum von 30 bis 90 Minuten. Wenn die Blutung zum Stillstand gekommen ist, tritt im Regelfall keine Nachblutung ein. Die Symptomatik der intrakraniellen Blutung ist durch ein plötzliches fokales neurologisches Defizit gekennzeichnet, das sich typischerweise über 30 bis 90 Minuten verschlechtert. Tabelle 3.7 zeigt die typische Symptomatik in Abhängigkeit von der Lokalisation.

Lokalisation	Symptomatik
Putamen	- Kontralaterale Hemiparese - Sprachstörung - Deviation der Augen nach unten oder in Richtung des Hämatoms - Bewußtseinseinschränkung bis zum Coma
Thalamus	- Hemiparese - Aphasie - Homonyme Gesichtsfeldausfälle - Deviation der Augen nach unten und medial - Ungleiche Pupillen mit fehlender Lichtreaktion - Ipsilaterale Ptosis und Miosis - Lähmung der vertikalen Augenbewegung
Cerebellum	- Schwindel - Erbrechen - Gangstörung - Ataxie - Deviation der Augen weg vom Hämatom - Langsam sich entwickelnder Stupor - Coma
Pons	- Plötzlich auftretendes Coma - Tetraplegie - Stecknadelkopfgroße, aber reaktive Pupillen - Einschränkung der reflektorischen horizontalen Augenbewegung bei Kopfbewegung ("Puppenkopf-Phänomen") - Vertiefte Atmung - Schwere Hypertonie - Rigor

Tab. 3.7: Symptomatik der intrakraniellen Blutung in Abhängigkeit von der Lokalisation.

3.2.4. Diagnostik

Ähnlich wie beim ischämischen Insult ist ein exakter neurologischer Status zu erheben. Die Verdachtsdiagnose wird durch die Computertomographie gesichert (☞ Abb. 3.2), wobei intrakranielle Blutungen ab einer Größe von 1 mm erkannt werden können. Eine Angiographie ist dann indiziert, wenn die Ursache durch die Computertomographie nicht geklärt werden kann.

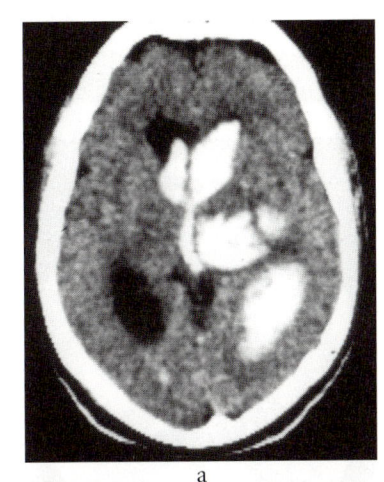

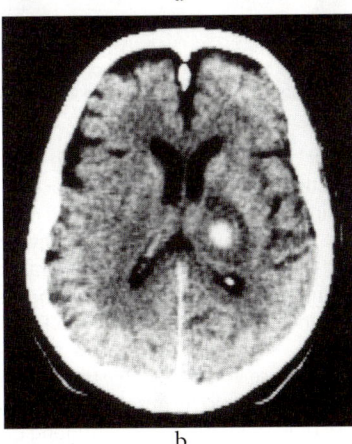

Abb. 3.2a,b: Intrakranielle Blutung mit bzw. ohne Einbruch in das Ventrikelsystem:
a) Hypertone Stammganglienblutung mit Ventrikeleinbruch. Der dritte Ventrikel sowie das Vorderhorn bds., sowie das Hinterhorn mit hyperdens imponierendem Blutgehalt. Erweiterung des Ventrikels im Sinne eines okklusiven Hydrozephalus bei Liquorabflußbehinderung durch geronnenes Blut in die Interventrikularforamina bds. und in den 3. Ventrikel.
b) Drei Tage alte Stammganglienblutung mit perifokalem Ödemsaum und geringen Zeichen des raumfordernden Effektes auf das linke Hinterhorn.
(Freundlicherweise von OA Dr. Heimberger und Univ. Prof. Dr. Schindler, Klinische Abteilung für Neuroradiologie, AKH, Universität Wien, zur Verfügung gestellt).

3.2.5. Komplikationen

Die wesentlichsten Komplikationen der intrakraniellen Blutung sind:

- Perifokales Ödem
- Einbruch in das Ventrikelsystem
- Anstieg des intrakraniellen Druckes als Folge einer Liquorabflußstörung
- Vasospasmen im Randbereich des Hämatoms
- Raumforderung durch das Hämatom mit Kompression primär nicht betroffener cerebraler Areale

3.3. Subarachnoidalblutung

3.3.1. Allgemein

Autopsiestudien in den USA haben gezeigt, daß 3 -4 % der Bevölkerung Aneurysmen der intrakraniellen Gefäße aufweisen (9). Die Mortalität der Subarachnoidalblutung liegt bei 50 % innerhalb des ersten Monats nach dem Akutereignis (10). In der Gruppe der Überlebenden weist mehr als die Hälfte ausgeprägte neurologische Defizite auf. Es ist daher von entscheidender Bedeutung die Ruptur solcher Aneurysmen zu verhindern.

3.3.2. Lokalisation

Die Aneurysmen sind typischerweise im Bereich der Bifurkationen der großen intrakraniellen Arterien lokalisiert. Ungefähr 85 % aller Aneurysmen finden sich im Bereich der anterioren cerebralen Zirkulation, am häufigsten im Bereich des Circulus Willisii. Die üblichen Lokalisationen sind:

- A. communicans anterior – A. cerebri anterior
- A. communicans posterior – A. carotis interna
- Bifurkation der A. cerebri media
- A. basilaris
- A. basilaris – A. cerebelli superior
- A. basilaris – A. cerebelli anterior inferior
- A. vertebralis – A. cerebelli posterior inferior

3.3.3. Symptomatik

Die meisten Aneurysmen rupturieren ohne vorherige Warnsymptome. Gelegentlich finden sich Prodromi, im Sinne eines lokalen Schmerzes im Auge, Verlust des Lichtreflexes der Pupille, Visuseinschränkungen, oder Kopfschmerzen. Manche Aneurysmen rupturieren in Form kleinster Blutungen in den Subarachnoidalraum ("leaks"). Diese "leaks" sind begleitet von plötzlich auftretenden heftigen Kopfschmerzen und sollten Anlaß zu einer intensiven Diagnostik sein, da eine ausgedehnte Blutung häufig unmittelbar bevorsteht.

Im Moment der Ruptur kommt es zu einem plötzlichen Anstieg des intrakraniellen Druckes und unter Umständen zum Auftreten kurzfristiger generalisierter Vasospasmen. Diese Ereignisse verursachen einen vorübergehenden Bewußtseinsverlust in ungefähr 50 % aller Patienten mit Subarachnoidalblutung. Nach dem Wiedererlangen des Bewußtseins klagen die Patienten typischerweise über heftigste Kopfschmerzen begleitet von Erbrechen.

> Die Kombination aus Erbrechen und plötzlichem heftigen Kopfschmerz sind ein wesentlicher Hinweis auf eine Subarachnoidalblutung.

3.3.4. Diagnostik

Der entscheidende diagnostische Nachweis für eine Subarachnoidalblutung ist das Vorhandensein von Blut in der Liquorflüssigkeit. Bei 80 % aller Patienten ist die Blutung so ausgedehnt, daß ein Nachweis mit Hilfe einer Computertomographie möglich ist (☞ Abb. 3.3a,b). Wenn die CT keinen Nachweis einer Blutung erlaubt, der klinische Verdacht auf eine Subarachnoidalblutung allerdings besteht, so ist eine Lumbalpunktion zum Nachweis von Blut im Liquor durchzuführen. Ist die Diagnose einer Subarachnoidalblutung im CT gestellt, so wird eine Angiographie zur Lokalisation und Definition des Aneurysmas durchgeführt (☞ Abb. 3.3c). Außerdem lassen sich mittels der Angiographie eventuell weitere noch nicht rupturierte Aneurysmen diagnostizieren.

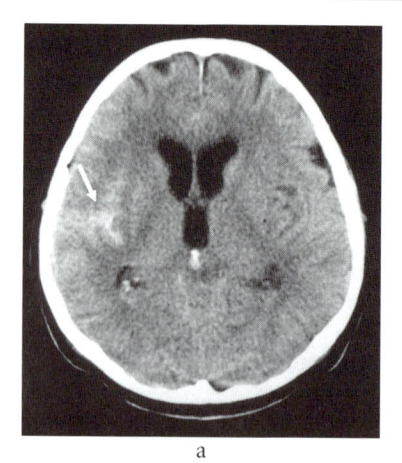

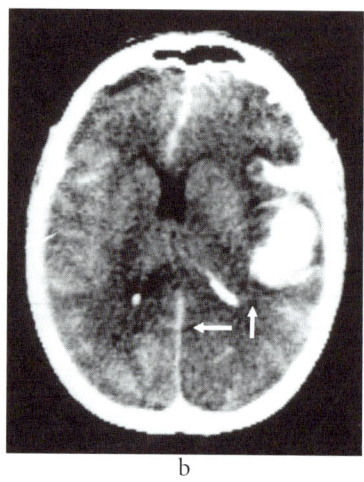

Abb. 3.3a,b: a) Hyperdense Markierung (↑) der rechten Inselcisterne als Folge einer Subarachnoidalblutung aus einem Aneurysma der A. cerebri media.
b) Massive Subarachnoidalblutung mit hyperdenser Zeichnung der linken Fissura cerebri lateralis (↑) und der linken Inselcisterne, als auch des Interhemisphärenspaltes (↑) und diskret auch der rechten Fissura cerebralis lateralis.
(Freundlicherweise von OA Dr. Heimberger und Univ. Prof. Dr. Schindler, Klinische Abteilung für Neuroradiologie, AKH, Universität Wien, zur Verfügung gestellt).

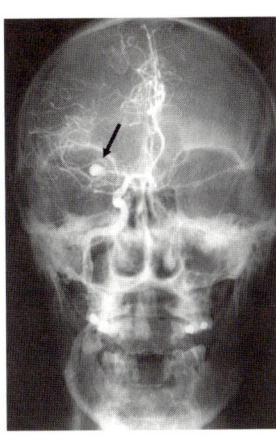

Abb. 3.3c: Ruptur eines Aneurysmas der A. cerebri media:
Selektive intraarterielle Angiographie mit Darstellung eines sackförmigen Aneurysmas (↑) im Übergang von M1- zum M2-Stück der rechten A. cerebri media. Es findet sich auch ein Vasospasmus in den Mediaästen, die verglichen mit den Ästen der A. cerebri anterior ein dünneres Kaliber aufweisen.
(Freundlicherweise von OA Dr. Heimberger und Univ. Prof. Dr. Schindler, Klinische Abteilung für Neuroradiologie, AKH, Universität Wien, zur Verfügung gestellt).

3.3.5. Komplikationen

Die Komplikationen der Subarachnoidalblutung sind:

- Hirndrucksteigerung
- Vasospasmen
- Rezidivblutung

Das Risiko einer Rezidivblutung ist im ersten Monat nach dem Primärereignis am höchsten und tritt in ungefähr 30 % aller Patienten auf. Diese Rezidivblutung ist mit einer hohen Mortalität (60 %) bzw. einem schlechten neurologischen Outcome assoziiert.

Die akute Hirndrucksteigerung kann zu Stupor und Koma führen. Viel häufiger entwickelt sich der Hydrozephalus über einige Tage bis Wochen und führt zu zunehmender Benommenheit. Ausgeprägte Formen des Hydrozephalus bedürfen einer temporären Ventrikeldrainage.

Vasospasmen der arteriellen Gefäße im Bereich der Schädelbasis sind im Rahmen einer Subarachnoidalblutung häufig zu beobachten. Diese Vasospasmen führen zu Ischämien und zu cerebralen Infarkten und sind die wichtigste Ursache für eine erhöhte Morbidität und Mortalität in der Frühphase nach der Blutung. Zeichen der Ischämie treten üblicherweise 4 bis 14 Tage nach der Blutung auf.

3.4. Hypertensive Enzephalopathie

3.4.1. Allgemein

Die hypertensive Enzephalopathie ist die Konsequenz einer langdauernden und massiven hypertonen Kreislaufregulation. Die Erkrankung war bis zur Einführung effizienter und gut verträglicher oraler Antihypertensiva eine häufige und potentiell lebensbedrohliche Komplikation der Hypertonie (11). Durch Verbesserungen der Diagnostik und Therapie von Hypertonikern hat die Frequenz der Patienten mit hypertensiver Enzephalopathie deutlich abgenommen.

3.4.2. Pathophysiologie

Veränderungen des Blutdruckes führen zu Vasodilatation bzw. Vasokonstriktion der cerebralen Gefäße, um einen relativ konstanten Blutfluß aufrechtzuerhalten. Diese Autoregulation des Gehirns wird durch das sympathische Nervensystem gesteuert. Beim Anstieg des systemischen Blutdruckes kommt es zu einer zunehmenden Vasokonstriktion der Blutgefäße und beim Abfall des Blutdruckes zu einer zunehmenden Vasodilation des cerebralen Gefäßsystems. Wenn der arterielle Blutdruck allerdings die obere Grenze der Autoregulation überschreitet, sind die cerebralen Gefäße nicht mehr in der Lage diesem Druck standzuhalten. Die Folge ist eine Dehnung und Dilatation der Gefäße, primär in den Arealen mit geringem Muskeltonus, später tritt eine generalisierte Vasodilatation auf. Diese erlaubt einen sog. "breakthrough" der cerebralen Durchblutung und eine Hyperperfusion des Gehirnes. Diese unter hohem Druck stattfindende Perfusion führt zur Absonderung von Flüssigkeit in den perivaskulären Raum mit konsekutivem Ödem und den klinischen Symptomen der hypertensiven Enzephalopathie.

Es ist zu beachten, daß die obere Grenze der Autoregulation bei Normotonikern deutlich niedriger ist als bei Hypertonikern (☞ Abb. 3.4). Dies bedeutet, daß plötzlich massive Blutdruckanstiege bei Normotonikern viel früher zu einer hypertensiven Enzephalopathie führen können, da die obere Autoregulationsgrenze schon bei relativ niedrigen Blutdruckwerten durchbrochen wird. Bei Hypertonikern werden diese Blutdruckwerte noch problemlos toleriert und erst sehr viel höhere Blutdruckwerte führen zu einem Durchbrechen der oberen Autoregulationsgrenze.

> Die Normalisierung des Blutdruckes führt innerhalb weniger Stunden zu einem Verschwinden der neurologischen Symptomatik.

3.5. Das akute koronare Syndrom

3.5.1. Allgemein

Die koronare Herzkrankheit stellt eine wesentliche Komplikation der Hypertonie dar (12,13). Im Rahmen des hypertensiven Notfalles kommt es zu einer Zunahme des linksventrikulären end-diastolischen Druckes und zu einer Erhöhung der linksventrikulären Wandspannung. Die Konsequenz ist eine Zunahme des myokardialen Sauerstoffverbrauches. Eine solche hämodynamische Situation wird durch das eventuelle Vorhandensein einer bestehenden koronaren Herzkrankheit, i.e. relevante Stenose im Bereich der Koronararterien, besonders verstärkt. Das Ausmaß der myokardialen Ischämie steht somit in direkter Relation zur Höhe des Blutdruckes.

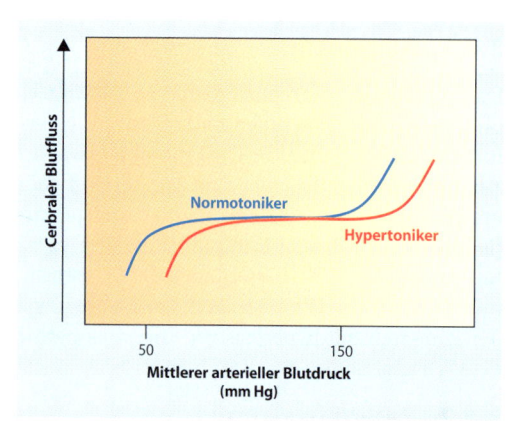

Abb. 3.4: Idealisierte Kurven des cerebralen Blutflusses auf verschiedenen Niveaus des Blutdruckes in Normotonikern und Hypertonikern. Bei Hypertonikern besteht eine Rechtsverschiebung der Autoregulationskurve.

3.4.3. Symptomatik

Die klinischen Zeichen der hypertensiven Enzephalopathie sind:

- Schwere generalisierte Kopfschmerzen
- Unruhe
- Neurologische Defizite im Sinne von Verwirrtheit und Somnolenz
- Erbrechen
- Sehstörungen

3.4.4. Diagnostik

Die hypertensive Enzephalopathie muß von anderen neurologischen Erkrankungen, wie dem hämorrhagischen oder ischämischem Insult unterschieden werden. Das einzige diagnostische Kriterium für die hypertensive Enzephalopathie ist die prompte Verbesserung der neurologischen Symptomatik durch eine suffiziente Blutdrucksenkung. Die Symptome verschwinden durchschnittlich 1 bis 12 Stunden nach suffizienter Blutdruck-Kontrolle.

3.5.2. Symptomatik

Die klinische Symptomatik des hypertensiven Notfalles mit koronarer Symptomatik umfaßt:

- Retrosternales Druckgefühl
- Ausstrahlung des Schmerzes in den linken Arm, in das Epigastrium, in den Unterkiefer, in den Rücken
- Übelkeit (manchmal auch Erbrechen)
- Vernichtungsgefühl
- Fehlende Nitrosensibilität

3.5.3. Diagnostik

Die Diagnose eines akuten koronaren Syndroms wird durch die klinische Symptomatik (siehe oben), dem Elektrokardiogramm und den biochemischen Parametern bestätigt. Im EKG finden sich je nach Ausmaß und Lokalisation der myokardialen Schädigung unterschiedliche EKG-Veränderungen:

- ST-Streckenhebungen (akuter transmuraler Infarkt)
- ST-Streckensenkungen
- Negative T-Wellen
- Linksschenkelblock

3.5. Das akute koronare Syndrom

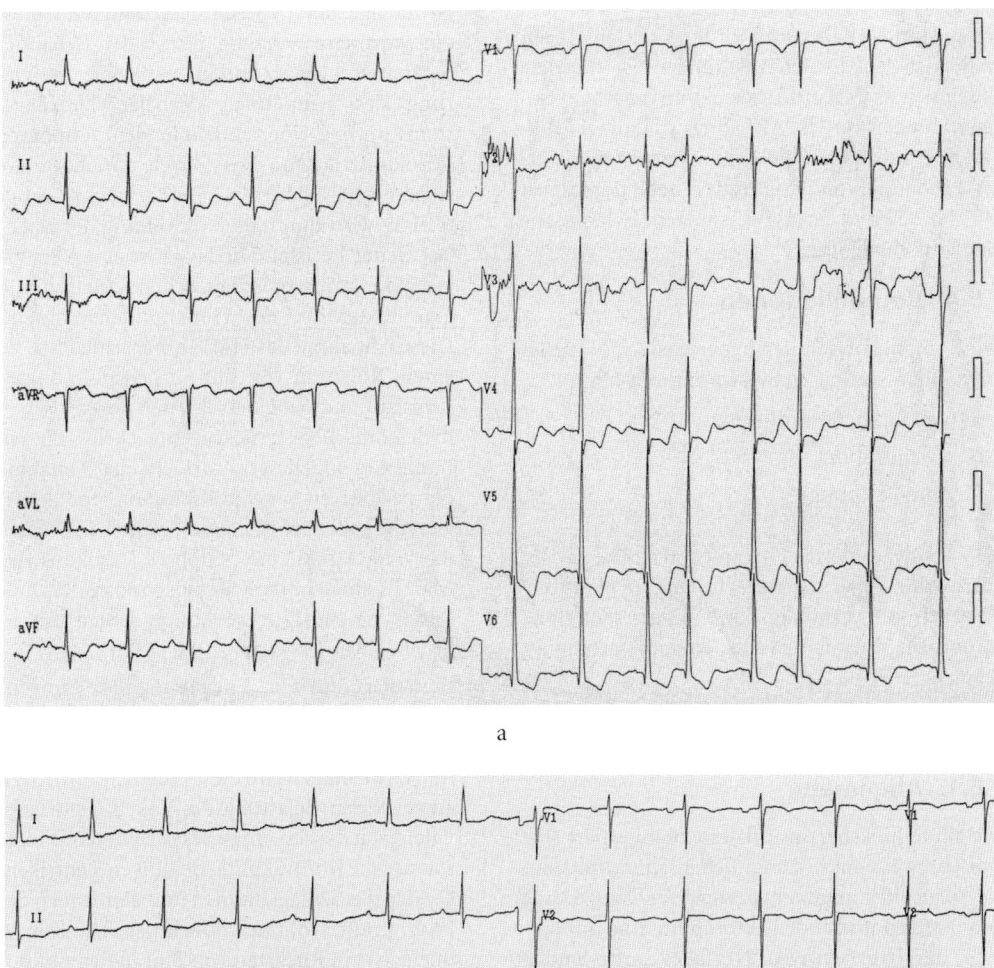

Abb. 3.5a,b: ST-Streckensenkungen im Bereich der lateralen Ableitungen bei einem Patienten während der hypertensiven Entgleisung (**a**, 240/120 mm Hg) und die Normalisierung der ST-Strecken nach Blutdrucksenkung (**b**, 145/60 mm Hg).

Typische EKG-Veränderung im Rahmen des hypertensiven Notfalles sind ST-Streckensenkungen im Bereich der lateralen Ableitungen V4-V6. Diese bilden sich nach Blutdrucksenkung innerhalb weniger Stunden zurück. Allerdings sind diese EKG-Veränderungen in ca. 50 % aller Patienten mit einer Erhöhung von Troponin-T oder I assoziiert (☞ Abb. 3.5) und ein Hinweis auf eine ischämische Myokardschädigung.

3.5.4. Komplikationen

Die Komplikationen des hypertensiven Notfalles mit akutem koronaren Syndrom umfassen:

- Akute Linksherzinsuffizienz
- Herzwandruptur
- Rhythmusstörung

> Die antihypertensive Therapie soll einerseits die Ausbildung bzw. das Fortschreiten myokardialer Nekrosen verhindern und andererseits eine eventuelle thrombolytische Therapie ermöglichen.

3.6. Akute Linksherzinsuffizienz

3.6.1. Allgemein

Die akute Linksherzinsuffizienz manifestiert sich typischerweise im höheren Lebensalter und kann die Folge einer akuten hypertensiven Entgleisung sein. Prädisponierende Faktoren für eine im Rahmen des hypertensiven Notfalles auftretenden Linksherzinsuffizienz sind:

- Alter > 65 Jahre
- Koronare Herzkrankheit (Zustand nach Myokardinfarkt)
- Linksventrikelhypertrophie
- Kardiomyopathie
- Insuffizient eingestellte Hypertonie
- Aortenstenose
- Mitralinsuffizienz

3.6.2. Pathophysiologie

Der genaue pathophysiologische Mechanismus ist in Ermangelung eines entsprechenden experimentellen Modells unklar.

Grundsätzlich werden 2 unterschiedliche Mechanismen diskutiert:

▶ Grundlage der hypertensiven Entgleisung ist eine koronare Ischämie. Durch den ischämiebedingten Schmerz kommt es zu einer Aktivierung des sympathiko-adrenalen Nervensystems und zu einer zunehmenden peripheren Vasokonstriktion. Das durch die koronare Ischämie in seiner Kontraktilität beeinträchtigte Herz wird durch diese Erhöhung der Nachlast weiter belastet. Die Folge ist eine Verstärkung der koronar-ischämischen Situation und eine Reduktion des Herzminutenvolumens. Diese Abnahme des HMV führt schließlich zu einem Rückstau von Blut in den pulmonalen Kreislauf und bei Überschreiten des kritischen hydrostatischen Druckes entwickelt sich ein Lungenödem. Dieses verursacht eine Abnahme der peripheren Sauerstoffsättigung und aggraviert die koronare Ischämie. Außerdem bewirkt die Hypoxämie eine periphere Vasokonstriktion. Es entsteht ein Circulus vitiosus, der nur durch die Blutdrucksenkung adäquat durchbrochen werden kann

▶ Grundlage für die Entstehung des Lungenödems ist ein plötzlicher Anstieg des peripheren Widerstandes. Diese Veränderung der Nachlast führt, vor allem wenn diese plötzlich auftritt, zu einer akuten Belastung des linken Ventrikels. Übersteigt die Zunahme des peripheren Widerstandes die Kontraktilität des linken Ventrikels, so wird das Schlagvolumen und damit auch das Herzminutenvolumen abnehmen. Die Konsequenz ist ein Rückstau von Blut in den pulmonalen Kreislauf und ein Lungenödem. Die in weiterer Folge auftretende Hypoxämie kann zu einer koronaren Ischämie führen und bewirkt eine zusätzliche Verschlechterung der myokardialen Kontraktilität. Auch hier entsteht ein Circulus vitiosus aus verringerter Kontraktilität und koronarer Ischämie, der nur durch eine adäquate antihypertensive Therapie behandelt werden kann

> Die antihypertensive Therapie ist der zentrale Punkt in der Behandlung des hypertensiv assoziierten Lungenödems, da unabhängig von der auslösenden Ursache die Blutdrucksenkung zu einer Verbesserung der metabolischen und respiratorischen Situation führt.

3.6.3. Symptomatik

Die akute Linksherzinsuffizienz ist durch folgende klinische Symptome charakterisiert:

- Dyspnoe
- Tachypnoe
- Zyanose
- Tachykardie

3.6.4. Diagnostik

Die Diagnose des Lungenödems wird primär durch das klinische Bild und den Auskultationsbefund gestellt. Im Auskultationsbefund der Lunge finden sich mittel- bis grobblasige Rasselgeräusche über beiden Lungen. Die Blutgasanalyse zeigt typischerweise eine Hypoxämie und Zeichen der Azidose (erniedrigter pH-Wert, negativer base-excess). Außerdem findet sich im Labor häufig ein erhöhtes Serum-Laktat. Im Lungenröntgen sind die Zeichen eines alveolären Lungenödems zu erkennen.

3.7. Aortendissektion

3.7.1. Pathophysiologie

Die Aortendissektion wird durch einen circumferent verlaufenden Einriß, seltener durch einen transversalen Einriß der Intima verursacht. Die Prädilektionsstellen für einen solchen Einriß sind die rechte laterale Wand der Aorta ascendens und die Aorta descendens unterhalb des Ligamentum arteriosum. Der pulsatile Fluß der Aorta führt zu einer Zerstörung der Intima und zu einer Dissektion der Media. Es entsteht ein falsches Lumen, das sich sowohl proximal als auch nach distal fortsetzen kann. In einem Teil der Fälle kommt es distal zu einer neuerlichen Ruptur der Intima und zu einem Wiedereintritt des Blutes vom falschen Lumen in das ursprüngliche Lumen der Aorta.

3.7.2. Einteilung

Die Unterteilung der Aortendissektion kann nach dem Schema von Debakey oder nach dem Stanford-Schema erfolgen (☞ Abb. 3.6 und Abb. 3.7).

■ Einteilung der Aneurysmen nach dem Schema von Debakey

- Typ I: Beginn der Dissektion in der Aorta ascendens und Ausdehnung bis in die Aorta descendens
- Typ II: Dissektion mit Beschränkung auf die Aorta ascendens
- Typ III: Beginn der Dissektion im proximalen Teil der Aorta ascendens und distale Ausdehnung der Dissektion

■ Einteilung der Aneurysmen nach dem Stanford-Schema

- Typ-A (proximale Dissektion): Beginn der Dissektion in der Aorta ascendens
- Typ-B (distale Dissektion): Beginn der Dissektion in der Aorta descendens

Die Unterscheidung in Typ-A und Typ-B Aneurysmen ist vor allem aus chirurgischer Sicht wesentlich, da Typ-A Aneurysmen grundsätzlich operativ zu sanieren sind, während bei Typ-B Aneurysmen eher eine abwartende konservative Haltung empfohlen wird. Ausnahmen sind Situationen mit den klinischen Zeichen einer beginnenden Ruptur. In diesen Fällen besteht natürlich eine absolute Operationsindikation.

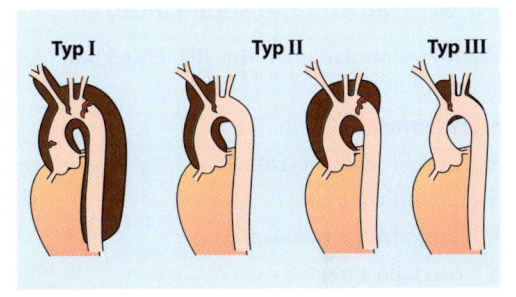

Abb. 3.6: Aneurysma-Einteilung nach dem Debakey-Schema.

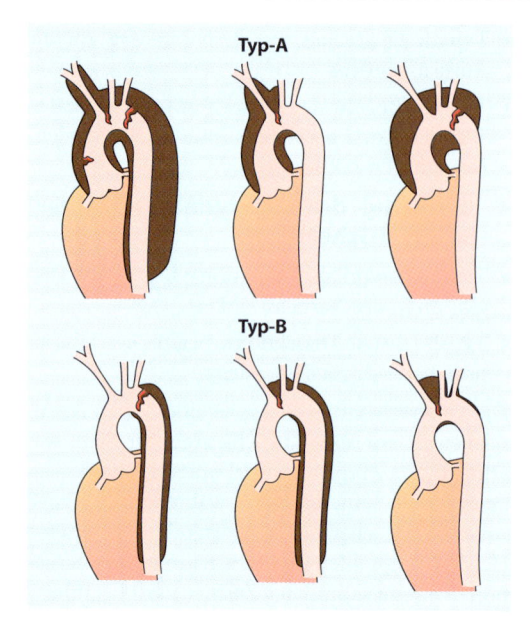

Abb. 3.7: Aneurysma-Einteilung nach dem Stanford-Schema.

3.7.3. Prädisponierende Faktoren

Prädispositionsfaktoren für die Dissektion der Aorta sind:

- Hypertonie
- Zystische Medianekrose
- Marfan-Syndrom
- Bikuspidale Aortenklappe
- Coarctatio aortae

3.7.4. Symptomatik

Die klinische Symptomatik der Aortendissektion ist charakterisiert durch:

- Plötzlich einsetzender heftiger Schmerz im Rücken
- Synkope
- Dyspnoe
- Retrosternaler Schmerz
- Schwächegefühl
- Taubheit oder Lähmung in den unteren Extremitäten

Weitere klinische Symptome der Aortendissektion können als Folge der Dissektion in supraaortale bzw. mesenteriale oder periphere Gefäße auftreten (☞ Tab. 3.8). Eine weitere Komplikation der Aortendissektion ist die plötzlich auftretende Aorteninsuffizienz, sowie bei beginnender Ruptur der Perikard- und Pleuraerguß.

Dissektion in	Symptomatik
Arteria carotis	Hemisymptomatik
Koronarien	Myokardiale Ischämie
Mesenterialgefäße	Ileus
Beinarterien	Inkomplette Ischämie, Pulsdefizit

Tab. 3.8: Klinische Symptomatik in Abhängigkeit von der Dissektionslokalisation.

3.7.5. Diagnostik

Ein erster diagnostischer Hinweis auf eine Aortendissektion kann sich schon im Lungenröntgen abzeichnen. Die Diagnose der Aortendissektion wird primär durch die Echokardiographie (transösophageal) und durch die Computertomographie gestellt (☞ Abb. 3.8).

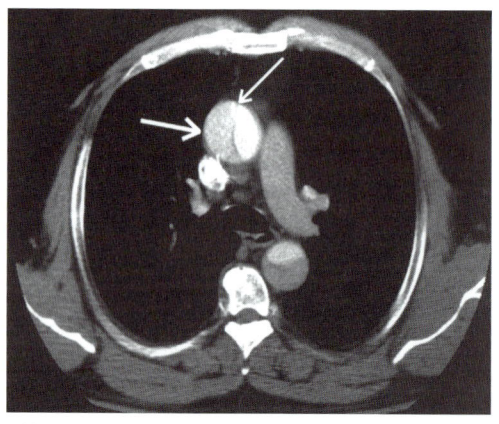

Abb. 3.8: Aortendissektion vom Typ A nach Stanford: Die Pfeile markieren einerseits die Dissektionslamelle (rechter Pfeil) und andererseits das Dissektionslumen (linker Pfeil) im Bereich der Aorta ascendens.

3.7.6. Komplikationen

Die wesentlichsten Komplikationen der Aortendissektion sind:

- Ruptur in das Perikard mit nachfolgender Perikardtamponade
- Ruptur in den Pleuraraum
- Ruptur in den freien Bauchraum
- Akute Aortenklappeninsuffizienz
- Akute koronare Ischämie

- Akute cerebrale Ischämie
- Akute mesenteriale Ischämie
- Ischämiesyndrom der unteren Extremität
- Akutes Nierenversagen

3.8. Eklampsie

3.8.1. Allgemein

Die Eklampsie stellt die schwerste Form der hypertonie-assoziierten Erkrankungen während der Schwangerschaft dar. Die Erkrankung ist mit einer erhöhten peri- und postpartalen Mortalität sowohl der Mutter als auch des Neugeborenen verbunden (14). Während der Prozentsatz der Eklampsien in den industrialisierten Ländern bei 1-5 % liegt, ist der Anteil der Eklampsie in den Entwicklungsländern 10 – 20 % (15).

3.8.2. Prädisponierende Faktoren

- Nulliparität
- Alter der Mutter > 35 Jahre
- Hypertonie in der Anamnese
- Mangelhafte Ernährung

3.8.3. Pathophysiologie

Die genaue Pathophysiologie der Eklampsie ist nach wie vor ungeklärt. Es besteht offensichtlich eine erhöhte Reagibilität der kleinen arteriellen Gefäße (Widerstandsgefäße), die schon in der Frühphase der Erkrankung auf äußere Reize wie Kälte, Streß oder körperliche Anstrengung mit einer überschießenden Vasokonstriktion reagieren. In dieser frühen Phase der Schwangerschaft (bis zur 22. Schwangerschaftswoche) besteht normalerweise kein permanent erhöhter Blutdruck. Diese erhöhte Gefäßreagibilität läßt sich zu diesem Zeitpunkt nur durch sogenannte Provokationstests mit physiologischen Reizen demaskieren (☞ Abb. 3.9)(16).

Mögliche Erklärungen für diese erhöhte Gefäßreagibilität liegen im Bereich der Thrombozyten und des Gerinnungssystems (17). Es gibt Hinweise, daß es zu einer Störung in der Prostaglandin/Leukotrien Synthese kommt, die zu einer überschießenden Produktion an vasokonstriktorischen Prostaglandinen führt. Dieser Überschuß an Prostaglandinen bewirkt zunächst eine verstärkte Vasokonstriktion unter Provokation und im Verlauf der Schwangerschaft schließlich eine dauernde Erhöhung des peripheren Widerstandes und damit des systemischen Blutdruckes.

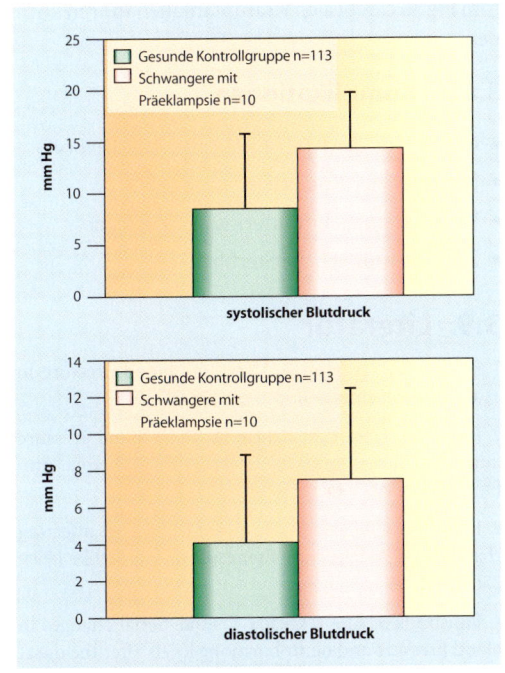

Abb. 3.9: Unterschiedliche Reaktion des systolischen und diastolischen Blutdruckes auf Kältereiz bei Schwangeren mit einer später komplikationslos verlaufenden Schwangerschaft und Schwangeren, die eine Prae-Eklampsie entwickelten.

3.8.4. Symptomatik

Die Eklampsie ist durch folgende 3 Symptome gekennzeichnet:

- Hypertonie
- Proteinurie
- Cerebrale Krampfanfälle

> Der pathophysiologische Mechanismus der cerebralen Krampfanfälle entspricht dem der hypertensiven Enzephalopathie.

Es kommt zu einer sogenannten breakthrough-Vasodilatation als Folge des Überschreitens der oberen Grenze der cerebralen Autoregulation. Dieses Überschreiten der oberen Grenze führt zum Zusammenbruch der Blut-Hirn-Schranke und zur Ausbildung fokaler Ödemareale. Diese lösen dann entweder fokale oder aber auch generalisierte epileptische Anfälle aus. Diese obere Grenze der cerebralen Autoregulation ist bei bis zu diesem Zeitpunkt gesunden jungen Frauen offensichtlich niedrig, sodaß schon Blutdruckwerte ab 160/100 mm Hg zu cerebralen Krampfanfällen führen können.

3.8.5. Komplikationen

- Geburt vor dem Termin ("preterm delivery")
- Intrauteriner Fruchttod
- Verlangsamtes intrauterines Wachstum
- Erhöhte mütterliche Sterblichkeit

3.9. Literatur

1. Britton M, Carlsson A. Very high blood pressure in acute stroke. J Intern Med 1990;228:611-615

2. Broderick J, Brott T, Barsan W, et al. Blood pressure during the first minutes of focal cerebral ischemia. Ann Emerg Med 1993;22:1438-1443

3. Harper G, Castleden CM, Potter JF. Factors affecting changes in blood pressure after acute stroke. Stroke 1994; 25:1726-1729

4. Fujishima S, Abe I, Okada Y, et al. Serial changes in blood pressure and neurohormone levels after the onset of lacunar stroke. Angiology 1996;47:579-587

5. Britton M, Carlsson A, De Faire U. Blood pressure course in patients with acute stroke and matched controls. Stroke 1986;17:861-864

6. Morfis L, Schwartz RS, Poulos R, et al. Blood pressure changes in acute cerebral infarction and hemorrhage. Stroke 1997;28:1401-1405

7. Mohr JP, Caplan LR, Melski JW, et al. The Harvard Cooperative Stroke Registry: a prospective registry. Neurology 1978;28:754-762

8. Terayama Y, Tanahashi N, Fukuuchi Y, et al. Prognostic value of admission blood pressure in patients with intracerebral hemorrhage. Keio Cooperative Stroke Study. Stroke 1997; 28:1185-1188

9. Leonhardt G, Diener HC. Epidemiology and risk factors in stroke. Ther Umsch 1996; 53:512-518

10. Kassell NF, Drake CG. Review of the management of saccular aneurysms. Neurol Clin 1983; 1:73-86

11. Paul O. Complications of mild hypertension. Ann N Y Acad Sci 1978; 304:59-66

12. Perreault S, Dorais M, Coupal L, et al. Impact of treating hyperlipidemia or hypertension to reduce the risk of death from coronary artery disease. CMAJ 1999; 160:149-1455

13. Seedat YK. Hypertension in Black South Africans. J Hum Hypertens 1999; 13:96-103

14. Mattar F, Sibai M. Eclampsia. VIII. Risk factors für maternal morbidity. Am J Obstet Gynecol 2000; 182:307-312

15. Moodley J, Mphatsoe M, Gouws E. Pregnancy outcome in primigravidae with late onset hypertensive disease. East Afr Med J 1999;76:490-494

16. Woisetschläger C, Waldenhofer U, Bur A, et al. Increased blood pressure response to the cold pressor test in pregnant women developing pre-eclampsia. J Hypertens 2000;18:399-403

17. Felfernig-Boehm D, Salat A, Vogl S, et al. Early detection of preeclampsia by determination of platelet aggregability. Thromb Res 2000;98:139-146

Therapie des hypertensiven Notfalles

4. Therapie des hypertensiven Notfalles

4.1. Therapie des hypertensiven Notfalles mit Organmanifestation

4.1.1. Allgemein

Im Falle des Vorhandenseins einer Organmanifestation ist eine rasche und effektive Blutdrucksenkung indiziert, um einen bereits vorhandenen Organschaden zu limitieren beziehungsweise einen irreversiblen Organschaden zu verhindern. Bei diesen Patienten ist eine intensivmedizinische Überwachung, wie kontinuierliches Monitoring von Herzfrequenz, peripherer Sauerstoffsättigung und engmaschige Blutdruckkontrolle unbedingt erforderlich.

Die Frage invasives, d.h. intra-arterielles, versus non-invasives, d.h. oszillometrisches Blutdruckmonitoring bei Patienten mit hypertensivem Notfall wird kontrovers beurteilt. Wenn eine dauerhafte Blutdrucksenkung innerhalb weniger Stunden zu erwarten ist, ist eine engmaschige oszillometrische Blutdruckmessung (Meßintervall: 5 Minuten) in der Mehrzahl der Fälle ausreichend (1). Dies trifft vor allem auf Patienten mit kardialer oder koronarer Manifestation zu. Im Regelfall wird bei Patienten mit einer solchen Manifestation innerhalb weniger Stunden eine zufriedenstellende Blutdrucksenkung erreicht. Zusätzlich ist bei Patienten mit akutem Myokardinfarkt zu bedenken, daß eine intra-arterielle Punktion im Hinblick auf eine mögliche Thrombolyse ein erhöhtes Risiko für eine Blutungskomplikation darstellt.

Ein invasives Monitoring ist bei Patienten mit zerebraler Symptomatik, im speziellen bei solchen mit erhöhtem Hirndruck, indiziert. Da eine ausreichende zerebrale Perfusion von der Differenz zwischen intrakraniellen und mittlerem arteriellen Blutdruck abhängig ist, ist ein kontinuierliches Monitoring des arteriellen Blutdruckes eine der Voraussetzungen um eine cerebrale Hypoperfusion zu verhindern. Auch Patienten mit einer Aortendissektion bedürfen eines invasiven arteriellen Monitorings, da bei diesen Patienten der niedrigst mögliche noch tolerable Blutdruck therapeutisch angestrebt wird. Das frühzeitige Erkennen von hypotensiven Episoden ist nur durch ein kontinuierliches Monitoring des arteriellen Blutdruckes sicherzustellen.

In der klinischen Situation des hypertensiven Notfalles mit Organmanifestation wird eine Blutdrucksenkung um 20-30 % vom Ausgangswert innerhalb von 30-60 Minuten angestrebt (2). Bevorzugt sind parenteral zu verabreichende Substanzen zu verwenden, da ein rascherer Wirkungseintritt und eine bessere Steuerbarkeit des antihypertensiven Effektes im Vergleich zu oralen oder sublingualen Medikamenten erreicht werden kann (2).

Die zur Verfügung stehenden Substanzen werden in aller Regel zunächst als intravenöser Bolus verabreicht. Im Falle einer unzureichenden Blutdrucksenkung besteht die Möglichkeit weiterer Bolusgaben oder der Beginn einer kontinuierlichen intravenösen Applikation bis zum Erreichen des Blutdruckzieles. Tabelle 4.1 faßt die wichtigsten Medikamente zur Behandlung des hypertensiven Notfalles mit Organmanifestation zusammen (☞ Tab. 4.1).

4.1.2. Substanzen

4.1.2.1. Urapidil

Urapidil ist ein Medikament mit einem dualen Wirkmechanismus, d.h. peripherer α_1-Rezeptor-Blocker und zentraler 5-Hydroxy-Tryptamin-A_1-Agonist. Dieser Mechanismus bewirkt eine rasche Blutdrucksenkung durch periphere Vasodilatation und verhindert durch den zentralen serotoninagonistischen Effekt die reflektorische Tachykardie (☞ Abb. 4.1).

4.1. Therapie des hypertensiven Notfalles mit Organmanifestation

Substanz	Bolus	Initiale Dosis	Wirkeintritt	Wirkdauer	Kontinuierlich	Dosis (kont)
Urapidil	ja	12,5-25 mg	10-15 min	4-6 Std	ja	5-40 mg/h
Labetalol	ja	20-80 mg	10-15 min	2-6 Std	ja	2 mg/min
Nitroprussid	nein	1 µg/kg/min	0,5-1 min	2-5 min	ja	bis 3µg/kg/min
Nitroglyzerin	nein	0,3 mg/h	5-10 min	15-30 min	ja	bis 3 mg/h
Fenoldopam	nein	0,1-0,2 µg/kg/min	30-45 min	<10 min	ja	bis 1,7µg/kg/min
Nicardipin	nein	10-15 mg/h	5-10 min	15-30 min	ja	3-5 mg/h
Esmolol	ja	200 mg	5-10 min	15-20 min	ja	200-600 mg /h
Enalaprilat	ja	0,625 mg	20-30 min	6 Std	nein	–
Hydralazin	ja	12,5-25mg	10-15 min	4-6 Std	nein	–

Tab. 4.1: Substanzen zur Behandlung des hypertensiven Notfalles mit Organmanifestation. Modifiziert nach Hirschl MM, Drugs 1995; 50: 991-1000.

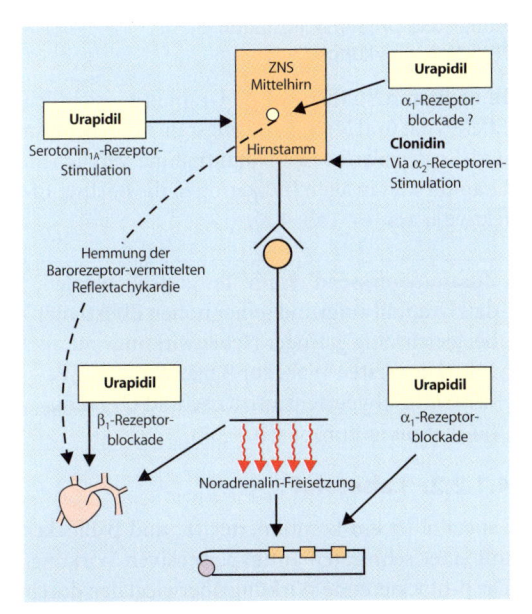

Abb. 4.1: Zentraler und peripherer Wirkmechanismus von Urapidil.

Das Medikament wird intravenös appliziert und ist durch einen raschen Wirkungseintritt (10-15 Minuten) nach Applikation charakterisiert. Die antihypertensive Wirkung hält durchschnittlich 4-6 Stunden an. Die initiale Dosierung liegt zwischen 12.5 und 25 mg und die maximale kumulative Dosis beträgt bei internistischen Patienten 75 mg (3). Unsere Arbeitsgruppe zeigte, daß bei nichtchirurgischen Patienten kumulative Urapidil-dosierungen > 50 mg nur sehr selten zu einer adäquaten Blutdrucksenkung führen (3). Im Gegensatz dazu sind bei postoperativen Patienten, wahrscheinlich aufgrund einer zusätzlich bestehenden starken Sympathikusaktivität als Folge des Wundschmerzes, deutlich höhere Dosierungen (durchschnittlich 11-21 µg/kg/min) zur Blutdruckkontrolle notwendig (4).

Die wichtigste Nebenwirkung von Urapidil ist die schwere Hypotension, die in ca. 4 % aller Patienten auftreten kann (3-5). Die Wahrscheinlichkeit einer Hypotension nimmt mit steigender Dosis und einer bereits vorbestehenden antihypertensiven Medikation zu. Andere Nebenwirkungen sind Kopfschmerzen, Benommenheit, sowie das Auftreten einer orthostatischen Dysregulation nach der Gabe der ersten Urapidil-Dosis.

Die Substanz zeichnet sich durch eine hohe Effektivität aus (89-96 % Responder) aus (3,5,6). Die durchschnittliche Blutdruckreduktion beträgt 20-30 % vom Ausgangswert. Urapidil hat keinerlei Einfluß auf die cerebrale oder koronare Autoregulation und ist daher für den Einsatz bei cerebraler und kardialer Manifestation der hypertensiven Krise geeignet (7). Urapidil wurde bei Patienten mit kardialer Manifestation im Vergleich zum Standardmedikament Nitroglyzerin eingesetzt (8). In dieser präklinischen Studie in Wien wies Urapidil eine deutlich höhere Effektivität als Nitroglyzerin auf, sowohl hinsichtlich der absoluten Blutdrucksenkung als auch im Hinblick auf die Zahl der Responder (☞ Tab. 4.2). Diese effektivere Blutdrucksenkung korrelierte auch mit einer verbesserten respiratorischen und metabolischen Situation von Patienten mit kardialer Dekompensation (☞ Tab. 4.2).

	Urapidil	Nitroglyzerin
Responder (%)	80	48
Diff (systolischer BD, mm Hg)	-53	-37
Diff (diastolischer BD, mm Hg)	-36	-23
pO$_2$ nach BD-Senkung (mmHg)	75	66
pH nach BD-Senkung	7,33	7,29

Tab. 4.2: Vergleich von Urapidil und Nitroglyzerin bei Patienten mit hypertensivem Notfall und akuter Linksherzinsuffizienz (Blutdruckwerte, pO2 und pH-Wert sind als Mittelwerte angegeben).
Diff.=Differenz zwischen Ausgangswert (praeklinisch) und Wert zum Zeitpunkt der Hospitalisierung; BD=Blutdruck.
Aus: Schreiber et al. Intensive Care Med 1998;24:557-563.

In einer weiteren Studie wurde die Effektivität und Sicherheit von Urapidil mit Natrium-Nitroprussid bei Patienten mit hypertensiver Krise und verschiedenen Endorganschäden verglichen. Beide Medikamente waren hinsichtlich ihrer Effektivität gleichwertig, aber Urapidil wies eine signifikant geringere Nebenwirkungsrate im Vergleich zu Natrium-Nitroprussid auf. Schwerwiegende Nebenwirkungen (definiert durch die Notwendigkeit einer pharmakologischen oder physikalischen Maßnahme zur Erhöhung des Blutdruckes) waren in 4 % der Urapidil-Gruppe und in 20 % der Natrium-Nitroprussid-Gruppe zu beobachten. Leichte Nebenwirkungen (definiert durch subjektive Beschwerden des Patienten ohne objektivierbare Veränderungen der Vitalparameter) fanden sich in 7 % der Urapidil-Patienten und in 3 % der Natrium-Nitroprussid-Gruppe (☞ Abb. 4.2).

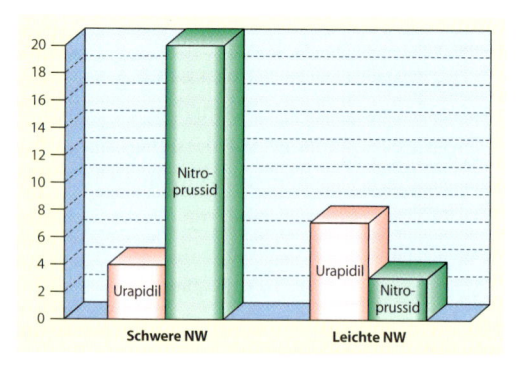

Abb. 4.2: Nebenwirkungsrate von Urapidil und Natrium-Nitroprussid bei Patienten mit hypertensivem Notfall und Organmanifestation (3).
NW=Nebenwirkungen.

In mehreren Studien wurde Urapidil hinsichtlich Effektivität und Nebenwirkungsrate mit Nifedipin und Enalaprilat in der Notaufnahme verglichen. Urapidil wies in allen Indikationen die höchste Effektivität auf (☞ Tab. 4.3).

> Zusammenfassend kann festgestellt werden, daß Urapidil aufgrund seiner hohen Effektivität bei gleichzeitig geringer Nebenwirkungsrate als Mittel der ersten Wahl zur Behandlung von Patienten mit hypertensiver Krise und Organmanifestation in Europa gilt.

4.1.2.2. Labetalol

Labetalol ist ein kombinierter α- und β-Blocker mit einer sehr guten antihypertensiven Wirkung. Die β-blockierende Wirkung überwiegt den durch Blockade der peripheren α-Rezeptoren verursachten Effekt der Vasodilatation. Die Substanz senkt

	Urapidil	Enalaprilat	Nifedipin-Kps.	Nifedipin-Spray
Zahl der Pat.	48	43	47	30
Alter (Jahre)	54 (12)	57 (11)	56 (15)	58 (11)
Syst. BD (mm Hg)	206 (17)	211 (11)	207 (27)	206 (19)
Diast. BD (mm Hg)	120 (10)	112 (10)	119 (10)	113 (15)
Response (%)	96	70	71	72
Nebenwirkungsrate (%)	4	0		2

Tab. 4.3: Effektivität und Nebenwirkungsrate von Urapidil, Nifedipin-Spray, Nifedipin-Kapsel und Enalaprilat in der Behandlung von Patienten mit hypertensivem Notfall (5).
Zahlen in Mittelwerten (Standardabweichungen) bzw. in Prozentangaben; BD=Blutdruck.

den Blutdruck über eine Reduktion des peripheren Widerstandes ohne eine reflektorische Tachykardie auszulösen. Die Wirkung tritt nach ca. 15 Minuten ein und hält durchschnittlich 6 Stunden nach intravenöser Bolusgabe an. Huey et al. haben gezeigt, daß eine initiale Dosierung von 20 mg eine Response-Rate von 45 % hat, und nach Verabreichung einer maximalen Dosierung von 300 mg 94 % aller Patienten eine zufriedenstellende Blutdrucksenkung hatten (9). Die durchschnittliche systolische Blutdrucksenkung betrug 30 mm Hg und die diastolische Blutdrucksenkung 12 mm Hg. Labetalol hat keinerlei negativen Effekte auf die cerebrale Autoregulation und ist daher für den Einsatz bei Patienten mit cerebraler Manifestation der hypertensiven Krise sehr gut geeignet. Aufgrund seiner β-blockierenden Eigenschaften ist die Substanz allerdings bei Patienten mit Asthma bronchiale, akuter Herzinsuffizienz sowie bradykarden Rhythmusstörungen (im speziellen AV-Block 2. und 3. Grades) kontraindiziert. Hinsichtlich der Effektivität ist Labetalol dem Urapidil ebenbürtig, wobei direkt vergleichende Studien zwischen diesen beiden Medikamenten fehlen. Aufgrund seines im Vergleich zum Urapidil ungünstigeren Nebenwirkungsprofils ist der Einsatzbereich von Labetalol im wesentlichen auf Patienten mit cerebraler Manifestation beschränkt.

4.1.2.3. Natrium-Nitroprussid

Natrium-Nitroprussid ist ein außerordentlich potenter arterieller und venöser Vasodilatator. Die antihypertensive Wirkung entsteht durch die Freisetzung von NO in der Zirkulation. Die venöse Vasodilatation bewirkt eine Reduktion der Vorlast und führt zu einer konsekutiven Abnahme des Herzminutenvolumens. Die gleichzeitig einsetzende arterielle Vasodilatation verhindert den reflektorischen Anstieg des peripheren Widerstandes, der normalerweise als Folge einer Abnahme des Herzzeitminutenvolumens auftritt. Die Wirkung tritt 30 Sekunden bis 1 Minute nach Beginn der kontinuierlichen intravenösen Applikation ein. Aufgrund seiner sehr kurzen Halbwertszeit ist das Medikament sehr gut steuerbar und nach Beendigung der Infusion verschwindet die Blutdruckwirkung ungefähr 3-5 Minuten später. Die Response-Rate von Nitroprussid liegt zwischen 97 % und 100 % (3). Die Substanz kann nur unter Lichtschutz und kontinuierlich intravenös verabreicht werden. Die empfohlenen Dosierungen reichen von 0.3 µg/kg/min bis 8.0 µg/kg/min (10). Panacek et al. haben gezeigt, daß eine durchschnittliche Nitroprussid-Dosis von 1.86 µg/kg/min zur Behandlung von Patienten mit hypertensiver Krise notwendig ist (11). Unsere Arbeitsgruppe zeigte, daß bei Dosierungen von 1.0 bis 1.5 µg/kg/min Response-Raten > 80 % erzielt werden konnten (3). Aufgrund dieser Daten kann eine initiale Dosierung von 1.0 µg/kg/min empfohlen werden. Höhere Nitroprussid-Dosierungen als 3.0 µg/kg/min waren in einem internistischen Krankengut nicht notwendig.

Natrium-Nitroprussid ist mit einer Reihe von potentiellen Nebenwirkungen verbunden:

- Hypotension
- Wiederauftreten erhöhter Blutdruckwerte nach Absetzen des Medikamentes
- Thiocyanat-Akkumulation
- Metabolische Azidose
- Erhöhung des intrazerebralen Druckes

■ **Hypotension**

Eine wesentliche Komplikation des Natrium-Nitroprussids ist das Auftreten schwerer unter Umständen behandlungsbedürftiger Hypotonien. Im speziellen weisen Patienten mit cerebraler Manifestation beim Auftreten hypotensiver Episoden eine Verschlechterung des neurologischen Zustandsbildes auf. Diese Komplikation fand sich immerhin in 7 von 42 Patienten mit hypertensiver Krise und cerebraler Organmanifestation (3). Natrium-Nitroprussid ist aufgrund des äußerst raschen Wirkungseintrittes für die Behandlung von Patienten mit cerebraler Manifestation ungeeignet.

■ **Wiederauftreten hypertensiver Blutdruckwerte**

Das Absetzen des Natrium-Nitroprussids bewirkt bei über 20 % aller Patienten ein Wiederauftreten hypertensiver Blutdruckwerte. Unsere Arbeitsgruppe konnte zeigen, daß bei 8 von 34 primär erfolgreich behandelten Patienten ein neuerlicher Blutdruckanstieg nach Absetzen des Natrium-Nitroprussids erfolgte (3). Dieses mögliche Wiederauftreten erhöhter Blutdruckwerte verlangt ein engmaschiges Blutdruckmonitoring über das eigentliche Therapieende hinaus und die Applikation anderer Antihypertensiva zur endgültigen Blutdruckkontrolle.

■ Thiocyanat-Akkumulation und metabolische Azidose

Natrium-Nitroprussid wird zunächst in Cyanid umgewandelt und in der Leber zu Thiocyanaten abgebaut. Diese Thiocyanate werden praktisch ausschließlich über die Niere ausgeschieden. Die Akkumulation von Thiocyanaten kann die Entwicklung einer Laktatazidose mit nachfolgendem Kreislaufversagen zur Folge haben. Ein erhöhtes Risiko für eine Thiocyanat-Akkumulation besteht bei eingeschränkter Nierenfunktion, bei langdauernder Applikation (>12 Stunden), bei Dosierungen > 2.0 µg/kg/min, und nach aortokoronarer Bypassoperation (12,13). Die Food and Drug Administration (FDA) empfiehlt daher die prophylaktische Applikation von Thiosulfat, wenn Natrium-Nitroprussid in Dosierungen über 2.0 µg/kg/min angewendet wird.

Natrium-Nitroprussid bewirkt aufgrund seiner generalisiert wirkenden Vasodilatation eine Zunahme des intrazerebralen Druckes (ICP) und ist daher bei Patienten mit erhöhtem ICP nicht anzuwenden (14).

> Natrium-Nitroprussid ist als wichtiges Reservemedikament in der Behandlung von hypertensiven Krisen anzusehen. Aufgrund nebenwirkungsärmerer Medikamente als Alternative ist dieses Medikament in Europa im Gegensatz zu den USA aber nicht mehr Mittel der 1.Wahl.

4.1.2.4. Enalaprilat

Enalaprilat ist der einzige am Markt befindliche intravenös zu verabreichende ACE-Hemmer. Die Substanz wirkt über eine Hemmung des angiotensin-converting Enzyms und bewirkt eine Abnahme der Angiotensin-II Konzentration im Blut. Diese Reduktion des vasokonstriktorisch wirkenden Angiotensin-II führt zur Blutdrucksenkung. Die blutdrucksenkende Wirkung von Enalaprilat tritt nach ungefähr 30-40 Minuten ein und hält durchschnittlich 6 Stunden an. Die empfohlene Dosis für Enalaprilat beträgt 0.625 mg intravenös, da höhere Dosierungen zu keiner Zunahme der Blutdrucksenkung oder der Response-Rate führen (☞ Tab. 4.4). Die Response-Rate ist mit durchschnittlich 60 % als moderat zu bezeichnen (15).

Die dosisunabhängige Wirkung ("all-or-none-phenomenon") im Dosisbereich 0.625-5.0 mg ergibt sich aus der Tatsache, daß das Ausmaß der

Dosis von Enalaprilat (mg)	Response-Rate (%)	Systolische BD-Reduktion (mm Hg)	Diastolische BD-Reduktion (mm Hg)
0.625	67	30	16
1.25	65	34	22
2.5	59	30	15
5.0	62	30	20

Tab. 4.4: Response-Raten und Ausmaß der Blutdrucksenkung nach Applikation verschiedener Enalaprilat-Dosierungen. Aus: Hirschl et al., Arch Intern Med 1995,155:2217-2223.
Zahlen in Mittelwerten oder Prozentangaben; BD = Blutdruck.

	Reduktion des MAP ≤25 mm Hg	Reduktion des MAP > 25 mm Hg	*p*-Wert
Plasma-Renin-Aktivität (ng/ml/h)	4.5 (2.9)	6.8 (4.5)	0.19
ACE (U/L)	11.8 (2.6)	14 (4.3)	0.17
Angiotensin-II (pg/ml)	5.6 (4.0)	12.3 (6.7)	0.013
Aldosteron (ng/dl)	14.6 (8.1)	17.3 (6.3)	0.34

Tab. 4.5: Relation zwischen Ausmaß der Blutdrucksenkung und Aktivität des Renin-Angiotensin-Aldosteron Systems (RAAS).
Zahlen in Mittelwerten (Standardabweichungen); MAP = mittlerer arterieller Blutdruck; ACE = angiotensin converting enzyme.
Aus: Hirschl MM. J Hum Hypertens 1997, 11:177-183.

Blutdrucksenkung von der Aktivität des Renin-Angiotensin-Aldosteron-Systems (RAAS) bestimmt wird. In einer eigenen Studie konnten wir zeigen, daß eine direkte Korrelation zwischen den Angiotensin-II-Spiegeln und dem Ausmaß der systolischen und diastolischen Blutdrucksenkung besteht (☞ Tab. 4.5). Hypotensive Blutdrucksituationen wurden nur bei jenen Patienten beobachtet, die überdurchschnittlich erhöhte Angiotensin-II-Spiegel im Serum aufwiesen (16).

Eine erhöhte Aktivität des Renin-Angiotensin-Aldosteron-Systems (RAAS) findet sich bei Patienten mit kardialer Insuffizienz, bei Patienten mit Hypovolämie und Patienten unter diuretischer Therapie. Bei diesen Patienten besteht daher ein erhöhtes Risiko für das Auftreten einer Hypotonie nach Enalaprilat-Gabe.

4.1.2.5. Nicardipin

Nicardipin gehört zur Gruppe der Dihydropyridin-Derivate und wird sowohl oral zur Behandlung milder und mittelschwerer Hypertonieformen eingesetzt als auch in intravenöser Form zur Therapie hypertensiver Krisen. In einer präliminären Studie wurde der Effekt von 2 mg bzw. 5 mg Nicardipin (intravenös über 4 Minuten verabreicht) auf den Blutdruck von Patienten mit hypertensiver Krise untersucht (17). Die durchschnittliche Blutdruckreduktion betrug systolisch 20-30 % vom Ausgangswert und diastolisch in Abhängigkeit von der Dosis 15-18 % bzw. 20-25 % vom Ausgangswert. Einer (5 %) von 20 Patienten zeigte keine ausreichende Blutdrucksenkung (17). In der Studie von Wallin et al. wurden optimale Blutdruckwerte binnen 20 bis 60 Minuten in Abhängigkeit von der pro Stunde applizierten Infusionsrate erreicht (18). Die durchschnittliche Dosierung zum Erreichen des Therapiezieles beträgt für Nicardipin 8.7 mg/h. Die Response-Rate von Nicardipin lag in einer Studie von Wallin et al. bei 91 %. Die wesentlichsten Nebenwirkungen von Nicardipin sind Kopfschmerzen, Erbrechen, Palpitationen und Hypotension.

4.1.2.6. Fenoldopam

Fenoldopam ist ein Dopamin-Agonist, der über die Aktivierung von Dopamin-1-Rezeptoren zu einer peripheren Vasodilatation führt. Zusätzlich bewirkt Fenoldopam eine Abnahme des pulmonalen Gefäßwiderstandes sowie eine Zunahme des Schlagvolumens. Initiale Dosierungen von Fenoldopam sind 0.1 oder 0.2 µg/kg/min. Bei unzureichender Blutdrucksenkung wird Fenoldopam um 0.1 bis 0.2 µg/kg/min bis zum Erreichen einer Maximaldosis von 1.7 µg/kg/min gesteigert. Die Blutdruckreduktion betrug durchschnittlich 30-45 mm Hg systolisch und 25-35 mm Hg diastolisch. In zwei Vergleichsstudien mit Natrium-Nitroprussid wies Fenoldopam eine gleich gute Effektivität wie Natrium-Nitroprussid auf (11,19). Das erwünschte Blutdruckziel wurde nach durchschnittlich 36 Minuten erreicht. Im Gegensatz zu Natrium-Nitroprussid blieb ein Wiederansteigen des Blutdruckes nach Beendigung der Fenoldopam-Infusion aus (20). Aufgrund dieser Daten wurde Fenoldopam 1999 von der FDA zur Behandlung von Patienten mit hypertensivem Notfall zugelassen (21). Allerdings sind noch weitere Studien zur Effektivität und Sicherheit von Fenoldopam notwendig, um den endgültigen Stellenwert der Substanz zu bestimmen.

Die wesentlichsten Nebenwirkungen sind Kopfschmerzen, Nausea und Benommenheit, wobei die Häufigkeit der Nebenwirkungen ab einer Dosis > 0.8 µg/kg/min deutlich zunimmt. Fenoldopam dürfte für den intensivmedizinischen sowie peri- und postoperativen Bereich eine wertvolle Ergänzung darstellen. Aufgrund der bisher vorliegenden Daten wurde Fenoldopam 1999 von der FDA zur Behandlung von Patienten mit hypertensivem Notfall zugelassen (21). Allerdings sind noch weitere Studie zur Effektivität und Sicherheit von Fenoldopam notwendig um den endgültigen Stellenwert der Substanz zu bestimmen.

4.1.2.7. Nitroglyzerin

Nitroglyzerin ist derzeit die einzige Substanz, die sowohl in sublingualer als auch in intravenöser Form im Rahmen von hypertensiven Notfällen mit Organmanifestation zum Einsatz kommt. Die Substanz ist ein primär venöser Vasodilatator, der in höherer Dosierung auch einen vasodilatatorischen Effekt auf das arterielle Gefäßsystem ausübt. Durch eine Reduktion der Vorlast kommt es zu einer Abnahme des linksventrikulären enddiastolischen Druckes und der myokardialen Wandspannung mit konsekutiver Abnahme des myokardialen Sauerstoffverbrauches. Daher ist Nitroglyzerin besonders für Patienten mit koronarer Symptomatik geeignet. Das Medikament kann sowohl sublingual als auch kontinuierlich intravenös verabreicht werden. Der Effekt auf den Blutdruck tritt nach 3-5 Minuten ein und hält nach sublingualer Gabe ungefähr 15-30 Minuten an. Die durchschnittliche Blutdruckreduktion beträgt systolisch 30-40 mm Hg und diastolisch um 30 mm Hg (8,22). Die empfohlene initiale sublinguale Dosierung beträgt 0.8 mg und die maximale kumulative Dosierung zwischen 3.2 und 4.0 mg. Bei intravenöser Verabreichung wird mit einer initialen Dosierung von 5-15 µg/min begonnen. Das Ausmaß der Blutdrucksenkung ist vergleichbar jener von Nifedipin (22). Die wesentlichsten Nebenwirkungen von Nitroglyzerin sind Hypotonie und Kopfschmerzen.

4.1.2.8. Esmolol

Esmolol ist ein rasch und kurz wirksamer β-Blocker, der ausschließlich in parenteraler Form zur Verfügung steht. Durch die Abnahme der Herzfrequenz und der Kontraktilität kommt es zu einer Abnahme der myokardialen Wandspannung und zu einer Reduktion des myokardialen Sauerstoffbedarfes. Konsekutiv ist eine Abnahme des Herzminutenvolumens und damit auch eine Reduktion des Blutdruckes zu beobachten. Die initiale Dosierung beträgt 200 mg und wird in Form einer Infusion über 5 bis 10 Minuten verabreicht. Esmolol ist vor allem bei Patienten mit hypertensivem Notfall und gleichzeitig bestehender Tachykardie indiziert bzw. bei Patienten mit akutem koronarem Syndrom. Die Substanz kann zum Auftreten von Hypotonien und vor allem Bradykardien führen. Allerdings sind diese Nebenwirkungen nach Beendigung der parenteralen Applikation innerhalb von 10 bis 15 Minuten reversibel. Esmolol ist bei Asthma bronchiale, AV-Block II. und III. Grades sowie akuter Herzinsuffizienz kontraindiziert.

4.1.2.9. Dihydralazin

Dihydralazin gehört zur Gruppe der Vasodilatatoren und kann sowohl intramuskulär als auch intravenös appliziert werden. Allerdings bewirkt Dihydralazin aufgrund seiner vasodilatatorischen Wirkung einen kompensatorischen Anstieg des Herzminutenvolumens, sodaß die alleinige Gabe von Dihydralazin in aller Regel nicht indiziert ist. In Kombination mit einem β-Blocker ist allerdings eine suffiziente Blutdrucksenkung ohne unerwünschte Reflextachykardie möglich. Dihydralazin wird in erster Linie in der Behandlung der Eklampsie eingesetzt (23).

4.2. Kriterien für die Wahl des Antihypertensivums

Die Wahl des Antihypertensivums richtet sich nach folgenden Kriterien:

- Art der Applikation
- Geschwindigkeit bis zum Wirkeintritt
- Dauer der Wirkung
- Nebenwirkungsprofil.
- Wirkung der Substanz auf die cerebrale Autoregulation
- Wirkung auf den intrakraniellen Druck

Im Hinblick auf diese Effekte sind vor allem Medikamente, wie Urapidil oder Labetalol zu bevorzugen, da diese keine negativen Effekte auf cerebralen oder koronaren Blutfluß ausüben. Die Wahl des Antihypertensivums wird natürlich auch von der Art der Organmanifestation bestimmt, wobei keine vergleichenden Studien über die Effektivität und Sicherheit verschiedener Antihypertensiva bei einer Organmanifestation vorliegen. Die daraus resultierenden Empfehlungen basieren zum Teil auf experimentellen Daten, zum Teil auf pharmakologischen Überlegungen und sind zum Teil auch empirischer Natur.

4.2.1. Kriterien zur Wahl des Antihypertensivums in Abhängigkeit von der Organmanifestation

4.2.1.1. Ischämischer Insult

Grundsätzlich muß festgestellt werden, daß die Frage der optimalen antihypertensiven Therapie im Rahmen des akuten ischämischen Insultes aufgrund fehlender Daten nicht beantwortet werden kann. Der folgende Abschnitt stellt die Pro- und Contra-Argumente zur antihypertensiven Therapie dar.

■ **Prognostische Bedeutung des Blutdruckes bei Hospitalisierung**

Die prognostische Bedeutung eines hohen Blutdruckes, der sehr häufig bei Patienten mit ischämischem Insult beobachtet wird, ist nicht geklärt. Die publizierten Studien zeigen unterschiedliche Ergebnisse. In einer Studie von Carlberg et al. bestand eine Assoziation zwischen Mortalität und Höhe des Blutdruckes zum Zeitpunkt der Hospitalisierung von Insultpatienten mit eingeschränktem Bewußtsein bzw. Bewußtlosigkeit (24). In einer Studie von M´Buyamba-Kabangu et al. hingegen war ein systolischer Blutdruck zwischen 160 und 199 mm Hg prognostisch besser als ein Blutdruck > 200 mm Hg bzw. < 160 mm Hg bei Aufnahme des Insultpatienten (25).

■ **Kontra – Antihypertensive Therapie**

Die Österreichische Schlaganfall-Konsensus-Konferenz empfiehlt eine Blutdrucksenkung ab systolischen Blutdruckwerten > 220 mm Hg beziehungsweise diastolischen Blutdruckwerten > 120 mm Hg. Ausnahme sind Patienten die im Rahmen des ischämischen Insultes noch eine weitere Organmanifestation wie Linksherzinsuffizienz oder akute koronare Ischämie aufweisen. In diesen Fällen ist eine Blutdrucktherapie bei systolischen Werten > 200 mm Hg und diastolischen Werten > 100 mm Hg indiziert (26).
Die American Heart Association empfiehlt eine antihypertensive Therapie bei systolischen Blutdruckwerten > 220 mm Hg oder bei einem arteriellen Mitteldruck > 130 mm Hg (27).
Die Deutsche Liga gegen Bluthochdruck schlägt eine Blutdrucksenkung ab Blutdruckwerten von > 200/100 mm Hg vor (28).

Grundlagen für diese Richtlinien sind:

▶ Die Annahme, daß der cerebrale Blutfluß im ischämischen Areal ausschließlich vom systemischen Blutdruck determiniert wird, da die Autoregulation in diesem vulnerablen Bereich gestört ist (☞ Abb. 4.3). Eine Reduktion des Blutdruckes bewirkt somit auch eine Reduktion des ohnehin schon eingeschränkten cerebralen Blutflusses im ischämischen Areal und konsekutiv eine Vergrößerung des Insultareals. Vor allem werden durch eine solche Blutdrucksenkung jene Areale betroffen, die sich in der Randzone des Insultes befinden ("Penumbra") und deren Ischämie prinzipiell noch reversibel ist (29-31)

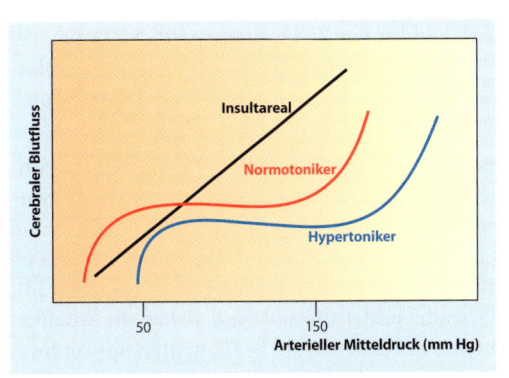

Abb. 4.3: Cerebrale Autoregulation bei Normotonikern bzw. Hypertonikern und Relation zwischen cerebralem Blutfluß und mittlerem arteriellen Blutdruck im ischämischen Insultareal.

▶ Außerdem kommt es bei der Mehrzahl der Patienten ohne antihypertensive medikation zu einer Normalisierung des Blutdruckes innerhalb von 12-72 Stunden nach Einlieferung in das Krankenhaus (☞ Abb. 4.4)

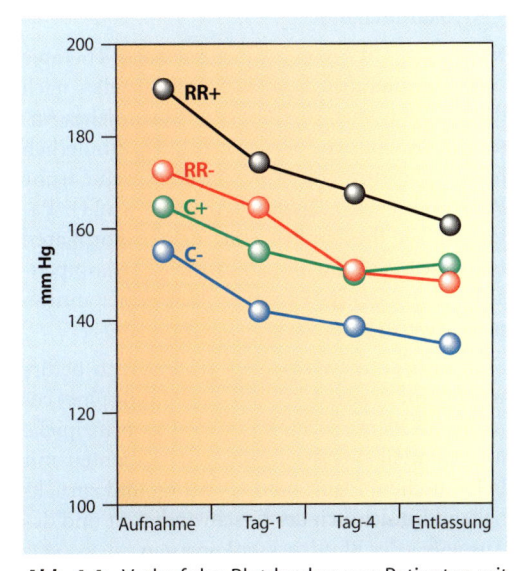

Abb. 4.4: Verlauf des Blutdruckes von Patienten mit ischämischem Insult innerhalb der ersten 72 Stunden nach Einlieferung in das Krankenhaus (32).
RR+... Insultpatienten mit Hypertonieanamnese; RR-... Insultpatienten ohne Hypertonieanamnese; C+... Hypertoniker ohne cerebralem Insult; C-... Normotoniker ohne cerebralem Insult.

▶ Es fehlen zur Zeit wissenschaftliche Daten, die einen positiven Effekt einer forcierten Blutdrucksenkung auf das neurologische Outcome der Patienten beweisen würden

Befindet sich der Blutdruck oberhalb der empfohlenen Richtwerte, so sind Medikamente zu bevorzugen, die in ihrer Wirkung gut steuerbar sind und einen möglichst geringen Effekt auf cerebralen Blutfluß und intrakraniellen Druck ausüben (33). Urapidil und Labetalol sind daher die Medikamente der ersten Wahl bei Patienten mit cerebralen ischämischem Insult und hypertensiver Entgleisung.

■ **Pro – Antihypertensive Therapie**

Ein Weiterbestehen des erhöhten Blutdruckes birgt auch das Risiko von Komplikationen, wie

- Sekundäre hämorrhagische Transformation
- Hypertensive Enzephalopathie
- Hirnödem
- Kardiale Insuffizienz
- Myokardischämie

Kandidaten für eine antihypertensive Therapie sind Patienten, die in den ersten Stunden nach dem ischämischen Insult ein kontinuierliches Ansteigen des Blutdruckes zeigen. Ein kontinuierlich hoher Blutdruck erhöht das Risiko für eine frühe Progression des ischämischen Insultes (34). Patienten, die die Zeichen einer akuten koronaren Ischämie bzw. einer akuten kardialen Dekompensation aufweisen, bedürfen ebenfalls einer antihypertensiven Therapie.

Die antihypertensive Therapie wird auch befürwortet, um das Risiko für die Entstehung eines cerebralen Ödems zu minimieren. Das prinzipielle Management des Blutdruckes bei Patienten mit ischämischem Insult muß vorsichtig und zurückhaltend hinsichtlich der Geschwindigkeit und des Ausmaßes der Blutdrucksenkung sein.

> Die Blutdrucksenkung darf 20-25 % des Ausgangsblutdrucks innerhalb der ersten 24 Stunden nicht übersteigen (35).

4.2.1.2. Intrakranielle Blutung und Subarachnoidalblutung

Das Ziel der Blutdrucksenkung bei Patienten mit intrakranieller Blutung ist die Verhinderung der Rezidivblutung sowie die Minimierung des perifokalen Ödems. Studien haben gezeigt, daß ein niedrigerer Blutdruck zum Zeitpunkt der Hospitalisierung mit einer geringeren Morbidität und Mortalität korreliert (☞ Tab. 4.6).

	Mortalität	Morbidität
Blutdruck bei Aufnahme		
> 145 mm Hg	47 %	65 %
≤ 145 mm Hg	21 %	34 %
Blutdruck nach 2 bis 6 Stunden nach Aufnahme		
> 125 mm Hg	43 %	60 %
≤ 125 mm Hg	21 %	34 %

Tab. 4.6: Relation zwischen arteriellem Mitteldruck (mm Hg) und Mortalität bzw. Morbidität von Patienten mit intrakranieller Blutung (36).

Es ist allerdings zu beachten, daß bei erhöhtem Hirndruck jede Veränderung des systemischen Blutdruckes auch einen wesentlichen Einfluß auf die cerebrale Perfusion hat.

Im Falle eines erhöhten Hirndruckes hängt die cerebrale Perfusion von der Differenz zwischen arteriellem Mitteldruck und intrakraniellem Druck ab.

> Mittlerer arterieller Blutdruck - Intrakranieller Druck > 60 mm Hg

Die Differenz zwischen diesen beiden Werten darf 60 mm Hg nicht unterschreiten, da sonst die Gefahr einer cerebralen Minderperfusion besteht. Das Ausmaß der Blutdrucksenkung darf sich daher nicht nur am arteriellen Blutdruck orientieren, sondern muß auch die zu erwartende Differenz zwischen arteriellem Mitteldruck und intrakraniellem Druck nach erfolgter Blutdrucksenkung berücksichtigen.

Grundsätzlich verbieten sich in dieser Situation alle Medikamente, die den intrakraniellen Druck signifikant erhöhen, wie dies für praktisch alle Vasodilatatoren (Nifedipin, Natrium-Nitroprussid) bewiesen wurde (☞ Abb. 4.5). Nifedipin im speziellen führt vor allem bei Patienten mit bereits erhöhtem intrakraniellen Druck zu einer überproportionalen Steigerung des Hirndruckes.

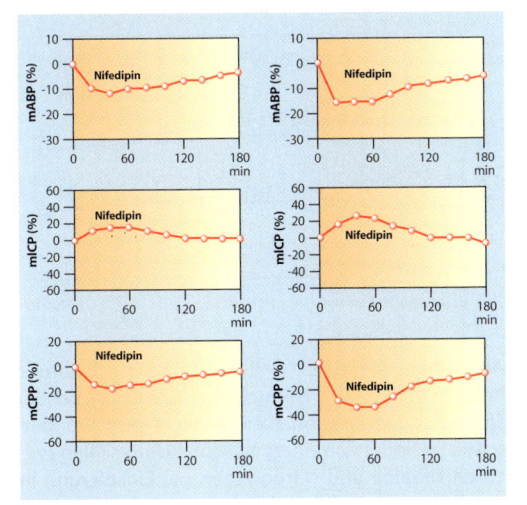

4.2. Kriterien für die Wahl des Antihypertensivums

Abb. 4.5: Effekt von Nifedipin auf den intrakraniellen Druck und den mittleren arteriellen Blutdruck in der Kontrollgruppe (links) und bei Patienten mit hämorrhagischem Insult (rechts) (37).
mABP = durchschnittliche Änderung des mittleren arteriellen Blutdruckes in Prozent; mICP = durchschnittliche Änderung des intrakraniellen Druckes in Prozent; mCPP = durchschnittliche Änderung des zerebralen Perfusionsdruckes in Prozent.

Auch bei Patienten mit intrakranieller Blutung oder Subarachnoidalblutung sind Medikamente mit guter Steuerbarkeit und raschem Wirkungseintritt zu bevorzugen. Mittel der ersten Wahl sind Urapidil, Labetalol und Enalaprilat.

4.2.1.3. Akutes koronares Syndrom

Das akute koronare Syndrom ist häufig mit hypertensiver Entgleisung verbunden, wobei der akute Thoraxschmerz der Blutdruckerhöhung im Regelfall vorausgeht. Ursache für das Auftreten einer solchen koronaren Symptomatik ist die bei Patienten mit Hypertonie typischerweise reduzierte Koronarreserve, d.h. die Fähigkeit der koronaren Gefäße unter Belastung zu dilatieren und damit den Blutfluß zu steigern. Als Folge dieser eingeschränkten Koronarreserve kommt es im Rahmen einer hypertensiven Krise zu einer koronaren Ischämie mit entsprechender klinischer Symptomatik. Das vordringlichste therapeutische Ziel ist die Reduktion des myokardialen Sauerstoffbedarfes. Nitroglyzerin ist das Mittel der ersten Wahl bei Patienten mit akutem koronaren Syndrom und hypertensiver Entgleisung. Durch Senkung der Nachlast und in höherer Dosierung auch der Vorlast erfüllt Nitroglyzerin alle therapeutischen Vorraussetzungen in dieser klinischen Situation. Eine Alternative ist die Verabreichung von Esmolol, speziell bei Patienten mit gleichzeitig bestehender Tachykardie. Durch die Reduktion der Herzfrequenz und des Schlagvolumens kommt es zu einer Blutdrucksenkung und zu einer Reduktion des myokardialen Sauerstoffbedarfes. Medikamente, wie Hydralazin oder Nifedipin, die zu einer Tachykardisierung bzw. zu einer reflektorischen Zunahme des Herzminutenvolumens führen sind in dieser Situation kontraindiziert.

4.2.1.4. Akute Linksherzinsuffizienz

Die akute Linksherzinsuffizienz kann durch zwei unterschiedliche Mechanismen ausgelöst werden:

▶ Primär kommt es zu einer **Erhöhung des peripheren Widerstandes** (=Blutdruckerhöhung), der zu einer zunehmenden Belastung des linken Ventrikels führt. Wenn der periphere Widerstand die Kontraktilität des linken Ventrikels übersteigt, kommt es zu einem Rückstau von Blut in den kleinen Kreislauf und zur Ausbildung eines Lungenödems mit nachfolgender Hypoxämie und weiterer Abnahme der linksventrikulären Kontraktilität

▶ In dieser Situation besteht primär **eine koronare Ischämie**, die über eine Sympathikusaktivierung zu einer Zunahme des peripheren Widerstandes führt. Diese bewirkt eine Verstärkung der myokardialen Ischämie, da der linke Ventrikel gegen einen höheren peripheren Widerstand das Herzminutenvolumen aufrecht erhalten muß. Durch die weitere Zunahme der myokardialen Ischämie kommt es zu einer Abnahme der myokardialen Kontraktilität mit Rückstau des Blutes in den kleinen Kreislauf und zur Ausbildung eines Lungenödems

Die gemeinsame pathophysiologische Endstrecke ist das hypertoniebedingte Lungenödem. Eine adäquate antihypertensive Therapie bewirkt unabhängig von der Genese eine Verbesserung der respiratorischen Situation des Patienten, da eine signifikante Korrelation zwischen Ausmaß der Blutdrucksenkung einerseits und respiratorischen Parametern andererseits besteht (☞ Tab. 4.7). Begleitende therapeutische Maßnahmen umfassen die Verabreichung von Schleifendiuretika (intravenös) und Opiaten (subcutan).

	Diff (systolischer Blutdruck)	Diff (diastolischer Blutdruck)
pO_2	0,28; p=0,004	0,37; p<0,001
pH-Wert	0,38; p<0,001	0,55; p<0,001
Base-Excess	-0,29; p=0,003	-0,44; p<0,001
Serum-Laktat	0,42; p<0,001	0,60; p<0,001

Tab. 4.7: Korrelation zwischen Ausmaß der Blutdrucksenkung und Verbesserung der respiratorischen und metabolischen Parameter bei Patienten mit akuter hypertensiv bedingter Linksherzinsuffizienz (8). Je stärker die systolische und/oder diastolische Blutdrucksenkung war, desto besser waren die respiratorischen (pO_2) und metabolischen Parameter (pH-Wert, Base-Excess, Serum-Laktat).
Diff = Differenz zwischen Blutdruck bei Eintreffen des Notarztes (praeklinisch) und Hospitalisierung.

Die Effektivität von Nitroglyzerin und Urapidil wurde bei Patienten mit hypertensiv bedingtem Lungenödem verglichen (8). Urapidil bewirkte durch eine effektivere Blutdrucksenkung eine schnellere Normalisierung der respiratorischen und metabolischen Parameter im Vergleich zu Nitroglyzerin (☞ Abb. 4.6 und Tab. 4.8). Urapidil stellt daher eine wertvolle therapeutische Alternative zum Nitroglyzerin bei Patienten mit hypertensiv bedingtem Lungenödem dar.

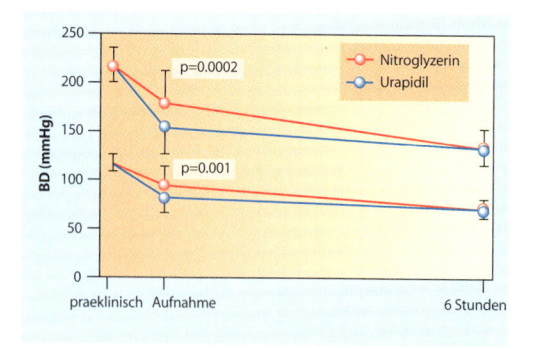

Abb. 4.6: Systolischer und diastolischer Blutdruck beim Eintreffen des Notarztes (präklinisch) und bei Einlieferung an der Notfallaufnahme, sowie 6 Stunden später. Es findet sich ein signifikanter Unterschied zwischen Urapidil und Nitroglyzerin bei Einlieferung in das Krankenhaus (Urapidil versus Nitroglyzerin: 155 (30) vs. 179 (33) mm Hg; 82 (17) versus 93 (19) mm Hg). BD = Blutdruck.

Die Anwendung von ACE-Hemmern in der Behandlung des hypertensiven Lungenödems ist differenziert zu betrachten: In einer Studie von Kikis et al. konnte gezeigt werden, daß die Verabreichung des ACE-Hemmers additiv zur Standardmedikation des hypertensiven Lungenödems bestehend aus Nitraten, Nifedipin und Schleifendiuretika einen positiven Effekt auf Blutdruck und Befindlichkeit des Patienten hatte (38).

Intravenöses Enalaprilat wurde auch als Alternative zu Nitroglyzerin, dem Standardmedikament, zur Behandlung von Patienten mit hypertensivem Lungenödem eingesetzt. In dieser Studie fanden

	Urapidil	Nitroglyzerin	p-Wert
Aufnahme			
pO_2	75 (25)	66 (17)	0,036
pH-Wert	7,33 (0,08)	7,29 (0,09)	0,042
Base-Excess	-1,92 (3,9)	-4,39 (1,7)	<0,005
Serum Laktat	2,16 (1,61)	3,97 (2,70)	<0,005
6 Stunden nach Aufnahme			
pO_2	106 (33)	98 (24)	0,12
pH-Wert	7,40 (0,05)	7,39 (0,05)	0,65
Base-Excess	1,42 (3,47)	1,18 (1,89)	0,70
Serum Laktat	0,71 (0,43)	0,68 (2,43)	0,86

Tab. 4.8: pO_2-Werte und metabolische Parameter zum Zeitpunkt der Einlieferung in das Krankenhaus sowie 6 Stunden nach Aufnahme. Vergleich von Urapidil und Nitroglyzerin (8). Es finden sich signifikant bessere Werte für alle erhobenen Parameter in der Urapidilgruppe zum Zeitpunkt der Aufnahme.
Zahlen in Mittelwerten (Standardabweichungen).

sich keinerlei Unterschiede zwischen diesen beiden Medikamenten hinsichtlich absoluter Blutdrucksenkung, Response-Rate, metabolischer und respiratorischer Parameter (39). Intravenöses Enalaprilat bietet somit keinen Vorteil gegenüber sublingualem Nitroglyzerin in der Behandlung von Patienten mit hypertensivem Lungenödem.

4.2.1.5. Akute Aortendissektion

Die akute Aortendissektion erfordert eine sofortige und effiziente Blutdrucksenkung. Die antihypertensive Therapie beruht auf 2 wesentlichen Prinzipien:

▶ Effektive Blutdrucksenkung durch Reduktion des peripheren Widerstandes
▶ Reduktion des Herzminutenvolumens und konsekutiv der Steilheit der Pulskurve in der Aorta; d.h. Verringerung der aortalen Wandspannung und Reduktion der Rupturgefahr

Besonders geeignet für die Therapie der Hypertonie bei Aortendissektion ist die Kombination aus Esmolol und Nitroglyzerin bzw. Natrium-Nitroprussid. Esmolol bewirkt eine Abnahme des Herzminutenvolumens durch eine negative Chronotropie und eine Reduktion der myokardialen Kontraktilität. Zusätzlich verhindert der Einsatz von Esmolol die Reflextachykardie, die als Folge des Einsatzes von Vasodilatatoren, wie Nitroglyzerin oder Natrium-Nitroprussid, auftreten kann.

> Ziel der Therapie mit Esmolol ist eine Herzfrequenz um 60/min.

Ist eine effektive und vor allem rasche Blutdrucksenkung durch den alleinigen Einsatz von Esmolol nicht zu erzielen, so ist die Gabe eines Vasodilatators wie Nitroglyzerin oder Natrium-Nitroprussid indiziert.

Tabelle 4.9 faßt die wichtigsten therapeutischen Optionen in Abhängigkeit von der Organmanifestation zusammen.

4.2.2. Therapie des hypertensiven Notfalles in Abhängigkeit von der Ätiologie

Die Wahl des Antihypertensivums richtet sich nicht nur nach der klinischen Manifestation sondern natürlich auch nach der Ätiologie des hypertensiven Notfalles. Ist die Ursache des hypertensiven Notfalles nicht durch Non-Compliance des Patienten bedingt, so sind die therapeutischen Maßnahmen nach der auslösenden Ursache zu wählen.

4.2.2.1. Präoperative Hypertension

Die Maßnahmen bei der präoperativen Hypertension sind primär prophylaktisch, wie entsprechende Aufklärung des Patienten über den geplanten Eingriff und Aufbau eines Vertrauensverhältnisses zwischen Chirurg und Patient. Bei Patienten mit hoher Angstschwelle sollte eine ausreichende Prämedikation mit Benzodiazepinen durchgeführt werden, um streßbedingte Blutdruckentgleisungen zu minimieren. Außerdem ist bei Patienten mit bekannter Hypertonie und bestehender antihypertensiver Therapie diese Medikation weiterzuführen.

Organmanifestation	Mittel der Wahl	Kontraindiziert
Cerebral-ischämisch	Urapidil, Labetalol	Nitroprussid, Nifedipin, Nitroglyzerin
Cerebral-hämorrhagisch	Labetalol, Urapidil, Enalaprilat	Nitroprussid, Nifedipin, Nitroglyzerin
Hypertensive Enzephalopathie	Labetalol, Urapidil	Nitroprussid, Nifedipin, Nitroglyzerin
Akutes koronares Syndrom	Nitroglyzerin, Esmolol	Hydralazin, Nifedipin
Akute Linksherzinsuffizienz	Nitroglyzerin, Urapidil	Hydralazin, Nifedipin
Akute Aortendissektion	Esmolol, Nitroprussid, Nitroglyzerin, Urapidil	Nifedipin, Hydralazin
Eklampsie	Urapidil, Hydralazin	Enalaprilat, Nitroprussid

Tab. 4.9: Therapie des hypertensiven Notfalles nach Organmanifestation.

> Es ist darauf zu achten, daß am Vorabend der Operation antihypertensive Substanzen gewählt werden, die auch am darauffolgenden Morgen noch wirksam sind, i.e. Substanzen mit einer Wirkdauer von mehr als 12 Stunden, wie z.B. Amlodipin oder Ramipril.

4.2.2.2. Peri- und postoperative Hypertension

Die peri- und vor allem postoperative Hypertension ist in erster Linie durch Schmerzreize verursacht. Diese Schmerzzustände führen zu einer Aktivierung des symathikoadrenalen Nervensystems und damit zu einer Erhöhung des Blutdruckes. Andere Ursachen für die peri- und postoperative Hypertension sind Hypoxämie, Hyperkapnie, Hypothermie und die Aufwachreaktion nach der Anästhesie. Besonders häufig betroffen sind Patienten nach aortokoronarem Bypass. Diese Situation ist sowohl aus internistischer wie chirurgischer Sicht äußerst ungünstig, da Blutdruckerhöhungen eine Reihe von Komplikationen verursachen können:

- Erhöhtes Nachblutungsrisiko
- Gefahr der myokardialen Ischämie
- Gefahr der akuten Linksherzinsuffizienz
- Hämodynamische Instabilität

Eine wesentliche Vorraussetzung zur Verhinderung von peri- und postoperativen Hypertonien ist eine suffiziente analgetische und sedierende Therapie. Besteht trotz dieser Analgosedierung noch immer eine hypertone Kreislaufsituation, so sind parenteral zu applizierende antihypertensive Substanzen zu verabreichen. Aufgrund der besseren Steuerbarkeit und der meist längerdauernden Notwendigkeit einer antihypertensiven Therapie wird in aller Regel eine kontinuierliche intravenöse Applikation gewählt. Geeignete Substanzen sind Urapidil, Labetalol, Esmolol, Nicardipin und Fenoldopam (☞ Tab. 4.10). Diese Medikamente wurden zur Behandlung der peri- und postoperativen Hypertension von Patienten nach herzchirurgischen und abdominellen Eingriffen eingesetzt.

Urapidil wurde hinsichtlich Blutdrucksenkung und Nebenwirkungen bei Patienten während und nach aortokoronarer Bypassoperation untersucht (40,41). Der mittlere arterielle Blutdruck wurde um durchschnittlich 25 mm Hg gesenkt (40). Im Vergleich zu Natrium-Nitroprussid war die Zahl myokardialen Ischämien in der Urapidilgruppe vergleichbar (4). Urapidil ist somit ein sicheres und effektives Medikament in der Behandlung peri- und postoperativer Hypertension von Patienten nach aortokoronarer Bypass-Operation.

Labetalol wurde in der Behandlung der perioperativen Hypertonie von Patienten mit Carotis-Thrombendarteriektomie bzw. neurochirurgischen Eingriffen untersucht. Der Blutdruck konnte durch Labetalol in allen Fällen ausreichend kontrolliert werden (42,43).

Nicardipin ist die in dieser Indikation am besten untersuchte Substanz und wurde sowohl bei abdominell-chirurgischen als auch bei koronarchirurgischen Eingriffen eingesetzt (44,45). Am auffälligsten war die Tatsache, daß in der Nicardipingruppe die Frequenz der Dosisanpassungen signifikant niedriger war als in den Kontrollgruppen (Natrium-Nitroprussid oder Nitroglyzerin) (44,45). D.h. mit durchschnittlich ein bis zwei Dosisanpassungen konnte eine optimale Blutdruckeinstellung während der Operation erzielt werden. Nicardipin reduziert den peripheren Widerstand und erhöht das Herzminutenvolumen ohne gleichzeitige Erhöhung der Herzfrequenz. Allerdings bewirkt Nicardipin auch eine Reduktion des PO_2-Wertes und eine Zunahme der gemischt-venösen Sättigung durch Zunahme des Mißverhältnisses zwischen Ventilation und Perfusion (46). Bei Patienten mit ausgeprägter koronarer Herzkrankheit können

Substanz	Initiale Dosierung	Infusionsrate	Kumulation	Wirkdauer nach Absetzen
Urapidil	25 mg Bolus	bis max. 50 µg/kg/min	nein	4-6 Std
Labetalol	80 mg Bolus	200 mg/h	nein	4-6 Std
Esmolol	100 mg Bolus	200-600 mg/h	nein	15-30 Min
Fenoldopam	0,5 µg/kg/min	bis 1,7 µg/kg/min	nein	30-45 Min
Nicardipin	10-15 mg/h	3-5 mg/h	nein	15-30 Min

Tab. 4.10: Antihypertensive Medikamente zur Behandlung der peri- und postoperativen Hypertonie

solche Veränderungen unter Umständen zu einer Reduktion des Herzminutenvolumens und zur Ausbildung einer myokardialen Ischämie führen (46).

4.2.2.3. Schmerzen

Schmerzen im Rahmen abdomineller Prozesse, nach Traumen oder Verbrennungen bedürfen primär einer ausreichenden analgetischen Therapie. Eine vor der analgestischen Therapie begonnene antihypertensive Medikation bleibt im Regelfall ohne Erfolg, da die Ursache der Blutdruckerhöhung, nämlich der Schmerzzustand, nicht behoben wurde. Eine antihypertensive Therapie sollte daher erst dann eingeleitet werden, wenn trotz adäquater Analgesie noch immer erhöhte Blutdruckwerte vorliegen. Mittel der ersten Wahl sind in dieser Situation Urapidil, Labetalol und Esmolol. Die gleichzeitige Verabreichung von analgetischer und antihypertensiver Therapie sollte grundsätzlich vermieden werden, da ein erhöhtes Risiko für eine hypotone Kreislaufreaktion besteht.

4.2.2.4. Phäochromozytom-Krise

Die Phäochromozytom-Krise wird durch einen plötzlichen exzessiven Anstieg der zirkulierenden Katecholamine, Adrenalin und Noradrenalin, ausgelöst. Die Patienten weisen extrem hohe Blutdruckwerte ($\geq$ 250 mm Hg systolisch) und eine ausgeprägte Tachykardie auf. Aufgrund der massiven Vasokonstriktion besteht eine Blässe der Akren und des Gesichtes, sowie eine massive vegetative Begleitsymptomatik mit Kopfschmerzen, Übelkeit und Schwindel. Die Therapie der Wahl ist eine kombinierte α- und β-Blockade, wobei die Gabe des α-Blockers unbedingt vor der des β-Blockers zu erfolgen hat. In umgekehrter Reihenfolge (β-Blocker vor α-Blocker) besteht die Gefahr einer weiteren Blutdrucksteigerung durch Aufhebung der β_2-Rezeptoren vermittelten Vasodilatation oder das Risiko eines Lungenödems durch Herabsetzung des Herzzeitminutenvolumens. Mögliche Medikamente in dieser Situation sind Labetalol, Urapidil und Esmolol. Hinsichtlich des Labetalols muß allerdings darauf hingewiesen werden, daß Labetalol eine stärkere β-blockierende als α-blockierende Wirkung aufweist und daher unter Umständen eine Blutdrucksteigerung nach Labetalolapplikation möglich ist.

4.2.2.5. Prä-Eklampsie und Eklampsie

Im Rahmen der Schwangerschaft kann es zum Auftreten einer hypertensiven Entgleisung kommen. Diese ist mit einer Mikroalbuminurie, Beinödemen und in der schwersten Verlaufsform auch mit cerebralen Krampfanfällen vergesellschaftet. Das Ziel der antihypertensiven Therapie ist die Verhinderung cerebraler Krampfanfälle bzw. eines hämorrhagischen Insultes. Es dürfen in dieser Situation nur Medikamente zum Einsatz kommen, die einen möglichst geringen Einfluß auf die uteroplazentare Perfusion haben. Außerdem sind alle Medikamente kontraindiziert, die einen Einfluß auf die Entwicklung bzw. die Hämodynamik des Kindes ausüben. Das Standardmedikament ist Dihydralazin, das seit 30 Jahren in dieser Indikation eingesetzt wird. In den letzten Jahren wurden andere, von ihrem Nebenwirkungsprofil günstigere Medikamente mit Dihydralazin verglichen: Urapidil, Ketanserin, Labetalol (47-49). Die Blutdrucksenkung durch diese "neuen Medikamente" war vergleichbar mit jener von Dihydralazin. Allerdings fanden sich keine Anzeichen einer Reflextachykardie der Mutter oder sonstige Nebenwirkungen wie Kopfschmerzen und Schwindel. Urapidil und Labetalol sind daher als Alternativen zum Dihydralazin in der Behandlung der Prä-Eklampsie geeignet. Medikamente wie ACE-Hemmer oder Angiotensin-II-Rezeptorblocker sind aufgrund des hohen Risikos von Mißbildungen kontraindiziert.

> Die antihypertensive Therapie ist eine symptomatische Therapie. Nur die Einleitung der Geburt ist als kausale Therapie der Prä-Eklampsie und Eklampsie anzusehen.

4.2.2.6. Clonidin-Entzugssyndrom

Das plötzliche Absetzen von Clonidin kann zu einer ähnlichen klinischen Symptomatik wie bei einer Phäochromozytom-Krise führen. Es treten Übelkeit, Erbrechen, Angstgefühl, Schweißausbruch und Kopfschmerzen auf. Außerdem kommt es zu einer deutlichen Erhöhung des Blutdruckes, u.U. auf Blutdruckwerte, die höher sind als vor Beginn der ursprünglichen Clonidin-Therapie. Als Ursache wird eine plötzliche Aktivierung des sympatiko-adrenalen Nervensystems angenommen. Die einfachste Therapieoption ist die neuerliche Gabe von Clonidin. Besteht eine massive Blutdruckerhöhung kombiniert mit Organmanifestationen, so wird Labetalol als Mittel der ersten Wahl empfohlen (50).

4.2.2.7. Monoamino-Oxidase-Hemmer

Unter Therapie mit Monoamino-Oxidase-Hemmern besteht ein erhöhtes Risiko für einen hypertensiven Notfall, wenn gleichzeitig ephedrin-oder amphetaminhältige Medikamente bzw. tyraminhaltige Nahrungsmittel eingenommen werden. In diesem Fall werden Tyramin und andere indirekt sympathomimetisch wirkende Amine nicht abgebaut und gelangen in die systemische Zirkulation. Diese Amine potenzieren den Effekt der endogenen Katecholamine und können zu einem exzessiven Anstieg des Blutdruckes führen. Die akute antihypertensive Therapie besteht in einer Blockade der peripheren α-Rezeptoren und bei einer entsprechenden Symptomatik am Herzen (Tachykardie) auch in der Gabe eines β-Blockers. Mittel der ersten Wahl sind daher Labetalol und Urapidil.

4.2.2.8. β-Blocker-Entzugssyndrom

Das plötzliche Absetzen einer lang bestehenden β-Blockertherapie kann zum Auftreten eines hypertensiven Notfalles führen. Es treten Tachykardie, Palpitationen, Extrasystolie und Hypertnonie auf. Dies kann bei Patienten mit bekannter koronarer Herzkrankheit zum Auftreten einer myokardialen Ischämie und einer unter Umständen lebensbedrohlichen Rhythmusstörung führen. β-Blocker sind daher vor allem nach langdauernder Einnahme langsam über mehrere Tage unter ständiger Dosisreduktion abzusetzen. Therapeutisch läßt sich, falls keine absoluten Kontraindikationen bestehen, das β-Blocker-Entzugssyndrom durch die neuerliche Gabe eines β-Blockers sofort beherrschen. Ist aufgrund absoluter Kontraindikationen, wie Asthma bronchiale oder AV-Block II. oder III. Grades, eine Wiedereinführung der β-Blockertherapie nicht möglich, so kann man alternativ einen Kalziumkanalblocker vom Diltiazemtyp verabreichen.

4.2.2.9. Kokain-oder Amphetamin-Abusus

Beide Substanzen können neben einem kurzfristigen Blutdruckanstieg zu Tachykardie, Herzrhythmusstörungen, Unruhe, Psychosen und epileptischen Anfällen führen. Ursache für diese hypertensive Kreislaufregulation dürfte eine Aktivierung des sympathikoadrenalen Nervensystems sein. Dieser Katecholaminüberschuß kann auch zum Auftreten von schwerwiegenden Schäden am Herzen, in Form von akuten Myokardinfarkten und Herzwandrupturen führen. Die Therapie der Wahl in dieser Situation ist Labetalol (50).

4.2.2.10. Chronisch renale Insuffizienz

Ursachen für einen hypertensiven Notfall bei Patienten mit chronisch renaler Insuffizienz sind:

- Verschlechterung der Nierenfunktion
- Hypervolämie

Die Verschlechterung der Nierenfunktion manifestiert sich häufig unter dem klinischen Bild eines hypertensiven Notfalles. Vergleichende Studien hinsichtlich der Effektivität verschiedener Antihypertensiva bei chronisch niereninsuffizienten Patienten mit hypertensivem Notfall sind selten. In einer Studie von Wu et al. wurde die Effektivität von Captopril, Nifedipin und Prazosin in der Behandlung des hypertensiven Notfalles während der Hämodialysebehandlung untersucht (51). Die Response-Raten von Captopril, Nifedipin und Prazosin waren 83 %, 90 % und 11 %. Während in der Captoprilgruppe keine Nebenwirkungen beobachtet wurden, fanden sich Tachykardie und Flush-Symptomatik bei 4 Patienten der Nifedipingruppe. In Anbetracht der Daten über sublinguales Nifedipin (☞ Kap. 5.) läßt sich somit nur Captopril in dieser klinischen Situation empfehlen. Andere Medikamente, wie Urapidil, Labetalol oder Nitroglyzerin sind aufgrund empirischer Daten mögliche Alternativen.

Es ist allerdings zu beachten, daß bei Patienten mit einer hämodialysepflichtigen Niereninsuffizienz medikamentöse Maßnahmen zur Blutdrucksenkung vielfach nur kurzfristig erfolgreich sind. Eine dauerhafte Blutdrucksenkung kann meist nur durch einen entsprechenden Volumenentzug erzielt werden. Als antihypertensives "Bridging" bis zum Beginn des extrakorporalen Verfahrens eignen sich Captopril, Urapidil oder Nitroglyzerin.

Tabelle 4.11 faßt nochmals die wichtigsten Medikamente in Abhängigkeit von der Grunderkrankung zusammen.

Ätiologie	Mittel der Wahl	Kontraindiziert
Präoperative Hypertension	Benzodiazepine, Amlodipin, Ramipril, Atenolol	
Peri- und postoperative Hypertension	Urapidil, Labetalol, Esmolol, Fenoldopam, Nicardipin	Natrium-Nitroprussid
Schmerzen	Analgetika, Esmolol	
Phäochromozytom-Krise	Urapidil, Labetalol	Betablocker-Monotherapie
Prä-Eklampsie, Eklampsie	Urapidil, Labetalol, Dihydralazin	Captopril, Enalaprilat, Angiotensin-II-Blocker
Clonidin-Entzugssyndrom	Labetalol	
Monoamino-Oxidase-Hemmer	Labetalol, Urapidil	
Betablocker-Entzugssyndrom	Betablocker, Diltiazem	
Kokain-Amphetamin-Abusus	Labetalol	
Hämodialyse	Captopril, Urapidil	Prazosin

Tab. 4.11: Therapie des hypertensiven Notfalls nach der Ätiologie.

4.3. Therapie des hypertensiven Notfalles ohne Organmanifestation

4.3.1. Definition

Der hypertensive Notfall ohne Organmanifestation ist definiert durch eine Erhöhung des diastolischen Blutdruckes > 120 mm Hg ohne Nachweis eines Endorganschadens (2). Es handelt sich um eine häufige sowohl präklinisch als auch klinisch auftretende Situation, die eines adäquaten Managements bedarf.

4.3.2. Allgemeine therapeutische Richtlinien

Generell wird eine Blutdrucksenkung über 24 bis 48 Stunden empfohlen. Im Falle einer fehlenden Nachsorgemöglichkeit des Patienten sollte die Blutdrucksenkung in einem kürzeren Zeitraum erfolgen und noch während des Aufenthaltes des Patienten in der Aufnahmestation erreicht werden. In Abhängigkeit von dieser Situation werden entweder orale oder intravenöse Medikamente empfohlen (52-55).

Die Verabreichung rasch wirksamer intravenöser Substanzen ist umstritten, da der therapeutische Vorteil einer raschen Blutdrucksenkung bei asymptomatischen hypertensiven Patienten bis dato nicht bewiesen wurde. Hinzu kommen Berichte aus der Zeit um 1980, die schwerwiegende Nebenwirkungen als Folge einer zu raschen Blutdrucksenkung nach Gabe intravenöser Substanzen dokumentiert haben (56). Als Ursache für solche schwerwiegende Nebenwirkungen ist die bei Hypertonikern veränderte Autoregulation wesentlicher Organe, wie Herz oder Gehirn, anzusehen. Diese Organe halten ihren Blutfluß über einen weiten Bereich des systemischen Blutdruckes konstant. Während bei Gesunden dieser Bereich zwischen 50 und 150 mm Hg des arteriellen Mitteldrucks liegt, ist diese Autoregulation bei Hypertonikern nach rechts verschoben. Ein Absinken des Blutdruckes in einen für Gesunde noch normalen Bereich führt bei Hypertonikern unter Umständen zu einer Minderperfusion von Gehirn, Herz und Nieren. Dies tritt umso wahrscheinlicher auf, je schneller die Blutdrucksenkung durchgeführt wird.

Aufgrund dieser Berichte und des bis dato nicht bewiesenen Vorteils einer raschen Blutdrucksenkung bei asymptomatischen Patienten wird eine sehr zurückhaltende Behandlung des Blutdruckes in dieser klinischen Situation empfohlen (57). Allerdings sind diese Empfehlungen sowohl aus klinischer als auch aus wissenschaftlicher Sicht kritisch zu hinterfragen:

▶ Die in der Zeit um 1980 eingesetzten intravenös verabreichten Substanzen wie Trimetaphan oder Natrium-Nitroprussid sind aufgrund ihres extrem raschen Wirkungseintrittes von wenigen Minuten für die Behandlung einer solchen klinischen Situation grundsätzlich ungeeignet (31). Intravenöse Substanzen in der Behandlung von hypertensiven Notfällen ohne Organmanifestation grundsätzlich abzulehnen ist daher fragwürdig, da neuere Substanzen wie Urapidil oder Labetalol eine sichere und effektive Blutdrucksenkung ohne schwerwiegende Komplikationen gewährleisten (31)

▶ Es gibt nur unzureichende Daten über mögliche Komplikationen als Folge einer ungenügenden oder fehlenden Blutdrucksenkung im Anschluß an einen hypertensiven Notfall ohne Organmanifestation

▶ Es fehlen prospektive Studien, die die Effektivität und Sicherheit intravenöser und oraler Substanzen bei der Behandlung von Patienten mit hypertensiver Krise ohne Organmanifestation vergleichen

Der nachfolgende Abschnitt bespricht die geeigneten Substanzen zur Behandlung des hypertensiven Notfalles ohne Organmanifestation, sowie Richtlinien für die Wahl oraler oder intravenöser Substanzen.

4.3.3. Substanzen

4.3.3.1. Captopril

Captopril gehört zur Gruppe der ACE-Hemmer. Die empfohlene initiale Dosierung ist 12.5 mg und die Applikation erfolgt entweder oral oder sublingual. Die Substanz zeichnet sich durch einen raschen Wirkungseintritt innerhalb von 30-60 Minuten aus. Die Response-Raten lagen sowohl bei oraler als auch bei sublingualer Applikation um 90 %. Die durchschnittliche Reduktion des systolischen Blutdruckes betrug 55-80 mm Hg und des diastolischen Blutdruckes 30 bis 50 mm Hg (58-60). Die Herzfrequenz blieb nach Captoprilgabe unverändert und die Wirkdauer der Substanz liegt bei 6 Stunden (61). In allen Studien erwies sich Captopril als sehr gut verträgliche Substanz (58-61). Trotzdem ist zu beachten, daß bei Patienten mit einer erhöhten Aktivität des Renin-Angiotensin-Aldosteron-Systems das Risiko einer sogenannten "Erst-Dosis-Hypotension" besteht (62). Das Ausmaß des Blutdruckabfalls ist proportional zur Höhe des prätherapeutischen Reninspiegels (63).

Besonders gefährdet für eine solche Erst-Dosis-Hypotension sind:

- Patienten unter Diuretika-Therapie,
- Hypovoläme Patienten
- Ältere Menschen
- Patienten mit einer eingeschränkten Nierenfunktion
- Patienten mit renaler Hypertonie
- Patienten mit akuter oder chronischer Herzinsuffizienz

Die Verabreichung von Captopril bei Patienten mit uni- oder bilateraler Nierenarterienstenose ist kontraindiziert.

4.3.3.2. Clonidin

Clonidin ist ein zentraler α_2-Rezeptor-Agonist, der sowohl oral als auch parenteral in der Behandlung von schweren Hypertonien und hypertensiven Krisen eingesetzt werden kann. Die initiale Dosierung beträgt 0.1 bis 0.2 mg und die maximale Dosierung liegt zwischen 0.4 und 0.7 mg. Die Wirkung von Clonidin setzt nach durchschnittlich 60 Minuten ein und erreicht ihr Wirkmaximum nach durchschnittlich 2 Stunden. In einer Studie von Späh et al. wurde der systolische Blutdruck um 84 (13) mm Hg und der diastolische Blutdruck um 35 (10) mm Hg nach Gabe von 0.15 mg Clonidin gesenkt (64). Die antihypertensive Wirkung hielt 8 Stunden an. Atkin et al. verabreichten initial 0.2 mg Clonidin und gaben bei ineffizienter Blutdrucksenkung stündlich 0.1 mg bis zu einer maximalen Dosis von 0.7 mg. In 83 % der Patienten wurde eine ausreichende Blutdrucksenkung erzielt (durchschnittliche Senkung 57/32 mm Hg) (65). In einer prospektiven und randomisierten Studie wurde Clonidin oral verabreicht. Es wurde bei 57 (89 %) von 64 Patienten eine suffiziente Blutdrucksenkung beobachtet (62). Allerdings wurden bei 18 (28 %) von 64 Patienten ausgeprägte Nebenwirkungen wie Müdigkeit, Abgeschlagenheit und Mundtrockenheit festgestellt.

4.3.3.3. Amlodipin

Amlodipin gehört zur Gruppe der langwirksamen Calcium-Antagonisten vom Dihydropyridin-Typ. Die Substanz ist durch einen langsamen Wirkungseintritt und durch eine sehr lange Wirksamkeit (> 12 Stunden) charakterisiert. Die initiale Dosierung beträgt 5 mg und die antihypertensive

Wirkung tritt nach 60 bis 90 Minuten ein. Nebenwirkungen sind Kopfschmerzen und Beinödeme, wobei diese üblicherweise nicht nach einmaliger Gabe zu beobachten sind. Der Vorteil des Amlodipins in der Behandlung von Patienten mit hypertensivem Notfall ohne Organmanifestation liegt in der langanhaltenden Wirksamkeit der Substanz, da bis zur nächsten ärztlichen Kontrolle eine sichere antihypertensive Wirkung besteht.

4.3.3.4. Atenolol

Atenolol ist ein lipophiler β-Blocker, der durch eine Abnahme der Herzfrequenz und des Schlagvolumens zu einer Reduktion des Blutdruckes führt. Die initiale Dosierung beträgt 25 mg und die Wirkung setzt nach ungefähr 30 bis 60 Minuten ein. Atenolol ist besonders indiziert bei Patienten mit gleichzeitig bestehender Tachykardie bzw. gehäuft auftretenden Extrasystolen. Die Substanz ist bei Asthma bronchiale, Bradykardien und Herzinsuffizienz kontraindiziert.

4.3.3.5. Nitrendipin

Nitrendipin gehört zur Gruppe der Calcium-Antagonisten und wird sublingual verabreicht. Die initale Dosierung beträgt 5 mg. Innerhalb von 60 Minuten wurde der Blutdruck um 78 ± 17 mm Hg systolisch und um 42 ± 12 mm Hg diastolisch gesenkt (64). Die Herzfrequenz fiel signifikant von 106 ± 17 auf 87 ± 11 Schläge/min ab. Der blutdrucksenkende Effekt von Nitrendipin hielt 8 Stunden an. Es wurden keinerlei Nebenwirkungen beobachtet.

4.3.3.6. Labetalol

Labetalol wurde hinsichtlich seiner Charakteristika schon im Kapitel 4.1.2.2. dargestellt. Daneben kann Labetalol auch in oraler Form zur Behandlung des hypertensiven Notfalles ohne Organmanifestation eingesetzt werden. Labetalol wurde in der Studie von Atkins et al. in einer initialen Dosierung von 200 mg verwendet. Bei insuffizienter Blutdrucksenkung wurden weitere 200 mg pro Stunde bis zu einer maximalen Dosis von 1200 mg verabreicht (65). Bei 94 % aller Patienten wurde der systolische Blutdruck um 54 mm Hg und der diastolische Blutdruck um 37 mm Hg gesenkt. In einer weiteren Studie wurden initiale Dosierungen von 100 bis 300 mg eingesetzt und die Effektivität der verschiedenen Dosierungen auf den diastolischen Blutdruck nach 2 und 4 Stunden evaluiert (67). Die Response-Raten sind in Tabelle 4.12 zusammengefaßt. Es fanden sich keine signifikanten Unterschiede zwischen den einzelnen Dosisgruppen. Allerdings war eine Abnahme des antihypertensiven Effektes nach 4 Stunden in der niedrigsten Dosierung (100 mg) zu beobachten.

Labetalol wird auch in seiner intravenösen Form zur Behandlung von hypertensiven Notfällen eingesetzt (9). Die Response-Rate betrug 94 % und es wurden keinerlei schwerwiegenden Nebenwirkungen beobachtet.

Dosis von Labetalol	Nach 2 Stunden	Nach 4 Stunden
100 mg	75 %	50 %
200 mg	58 %	64 %
300 mg	67 %	67 %

Tab. 4.12: Response-Raten von unterschiedlichen Dosierungen von oralem Labetalol 2 und 4 Stunden nach Verabreichung.

4.3.3.7. Urapidil

Urapidil wurde hinsichtlich seiner Charakteristika schon im Kapitel 4.1.1.1. besprochen. Daneben wird Urapidil auch zur Behandlung von hypertensiven Notfällen ohne Organmanifestation eingesetzt. Die Response-Raten lagen nach initialer Gabe von 25 mg bei 94 % und nach repetitiver Gabe von 12.5 mg bei 100 % (6). Die Wirkdauer der Substanz betrug mindestens 6 Stunden lang an. Es wurden keinerlei schwerwiegende Komplikationen beobachtet.

4.4. Zusammenfassung

Wie schon in der Einleitung erwähnt, sind die Richtlinien zur Behandlung des hypertensiven Notfalles uneinheitlich. Aufgrund der neueren wissenschaftlichen Daten ist die grundsätzliche Ablehnung von intravenös zu verabreichenden Substanzen nicht mehr uneingeschränkt zu vertreten. Es muß darauf hingewiesen werden, daß die Verwendung von intravenösen Substanzen wie Labetalol oder Urapidil bei der Behandlung von Patienten mit hypertensivem Notfall als sicher und effektiv zu bezeichnen ist. Labetalol bewirkt in 94 % aller Patienten eine ausreichende Blutdrucksenkung. Schwerwiegende Nebenwirkungen wurden nicht beobachtet. Urapidil zeigt eine ebenso hohe Effektivität und Sicherheit in der Behandlung dieser Patienten.

Im Vergleich zu oralen Substanzen wie Nifedipin oder Clonidin ist die Nebenwirkungsrate von intravenösem Urapidil oder Labetalol sogar deutlich niedriger. Diese Ergebnisse rechtfertigen die Verabreichung von Urapidil oder Labetalol in dieser klinischen Situation.

Die Entscheidung, ob eine orale oder intravenöse Substanz zum Einsatz kommt, ist vom Vorhandensein oder Fehlen eines gesicherten Follow-up, d.h. Nachkontrolle des Blutdruckes innerhalb der nächsten 12 Stunden, abhängig:

▶ Gerade in Aufnahmestationen oder Notfallaufnahmen ist ein solches Follow-up häufig nicht gesichert, so daß eine suffiziente Blutdrucksenkung noch in der Notfallaufnahme erfolgen sollte

▶ Ist die Möglichkeit eines Follow-up gegeben, so ist eine orale antihypertensive Therapie empfehlenswert. In diesem Fall kann der Patient trotz erhöhter Blutdruckwerte entlassen werden, da das orale Antihypertensivum, eine ausreichende Blutdrucksenkung für die nächsten 12 Stunden gewährleistet

Dieses Schema wird derzeit an der Universitätsklinik für Notfallmedizin in Wien für die Behandlung von Patienten mit hypertensivem Notfall ohne Organmanifestation angewendet. Die im Rahmen des hypertensiven Notfalles in Frage kommenden Medikamente sind in Tabelle 4.13 zusammengefaßt.

4.5. Anschlußtherapie

4.5.1. Patienten mit hypertensivem Notfall und Organmanifestation

Patienten mit hypertensivem Notfall und Organmanifestation werden stationär aufgenommen. Nach primärer Kontrolle der akuten Blutdrucksituation ist das nächste therapeutische Ziel, die parenteral verwendeten Substanzen durch orale Medikamente zu ersetzen. Vorraussetzung für eine solche Umstellung ist, daß der Patient die Medikamente selbständig zu sich nehmen kann. Es ist dringend davon abzuraten, Antihypertensiva über die Magensonde bei künstlich beatmeten oder aus anderen Gründen komatösen Patienten zu verabreichen. Die Resorption und damit die Wirkung dieser Applikationsform ist unklar und erschwert die Steuerbarkeit des antihypertensiven Effektes.

Der Übergang von parenteraler zu oraler Therapie sollte überlappend erfolgen, d.h. die orale Medikation sollte noch unter laufender intravenöser Dauertherapie begonnen werden. Mit Einsetzen der antihypertensiven Wirkung der oralen Medikation kann dann die intravenöse kontinuierliche Therapie beendet werden.

Grundsätzlich empfiehlt sich ein Weiterführen der Medikation in oraler Form, wenn dies möglich ist. Tabelle 4.14 zeigt jene Medikamente, die für die Anschlußtherapie geeignet sind. Alternative Medikamente sind Amlodipin, ein langwirksamer Calciumantagonist oder Atenolol, ein β-Blocker.

Substanz	Dosierung	Wirkeintritt	Wirkdauer
Follow-up möglich			
Captopril (p.o., s.l.)	12,5 – 25 mg	30 – 60 min	6 – 8 Std
Clonidin (p.o.)	0,1 – 0,2 mg	30 – 60 min	2 – 6 Std
Amlodipin (p.o.)	5 – 10 mg	60 – 90 min	> 12 Std
Atenolol (p.o.)	25 – 50 mg	30 – 60 min	6 – 8 Std
Follow-up nicht möglich			
Urapidil (i.v.)	12,5 – 25 mg	10 – 15 min	4 – 6 Std
Labetalol (p.o., i.v.)	i.v.: 20 – 80 mg p.o.: 100 – 300 mg	10 – 15 min	2 – 6 Std

Tab. 4.13: Substanzen für die Behandlung des hypertensiven Notfalles ohne Organmanifestation.

4.5. Anschlußtherapie

Substanz	Initiale orale Dosis	Application/die	Tagesdosis (oral)
Urapidil	60 mg	2-3x	120-180 mg
Enalapril	10 mg	2-3x	10-40 mg
Labetalol	200 mg	2-3x	200-600 mg

Tab. 4.14: Substanzen, die für die Anschlußtherapie geeignet sind.

Selbstverständlich ist beim Übergang von intravenöser Therapie zur oralen Therapie auch auf eventuell vorhandene Begleiterkrankungen, wie koronare Herzkrankheit oder cerebrovasculäre Insuffizienz, zu achten. In solchen Situationen ist es unter Umständen indiziert Medikamente zu wählen, die die bestehende Grundkrankheit positiv beeinflussen.

▶ Koronare Herzkrankheit – β-Blocker
▶ Linksherzinsuffizienz – ACE-Hemmer

4.5.2. Patienten mit hypertensivem Notfall ohne Organmanifestation

Grundsätzlich können Patienten nach einem hypertensiven Notfall ohne Organmanifestation aus dem Krankenhaus entlassen werden. Wir evaluierten im Rahmen einer randomisierten und prospektiven Studie das Blutdruckverhalten nach hypertensivem Notfall ohne Organmanifestation (68). Die eine Gruppe der Patienten erhielt nach erfolgreicher Blutdrucksenkung mit intravenösem Urapidil eine Placebo-Medikation und die zweite Gruppe einmalig 60 mg Urapidil oral. Mit Hilfe eines ambulanten Blutdruckmeßgerätes wurde der Blutdruck während der nächsten 12 Stunden evaluiert. Das durchschnittliche Blutdruckverhalten und die Zahl der hypertensiven Episoden wurden verglichen. In der Urapidilgruppe war sowohl der durchschnittliche Blutdruck (☞ Abb. 4.7) als auch die Anzahl der hypertensiven Episoden (☞ Abb. 4.8) signifikant geringer. Auffallend war, daß unabhängig von der Therapie ein Wiederansteigen des Blutdruckes ab der 8. Stunde nach Entlassung beobachtet wurde. Dies bestätigt die Notwendigkeit einer engmaschigen Nachkontrolle der Patienten.

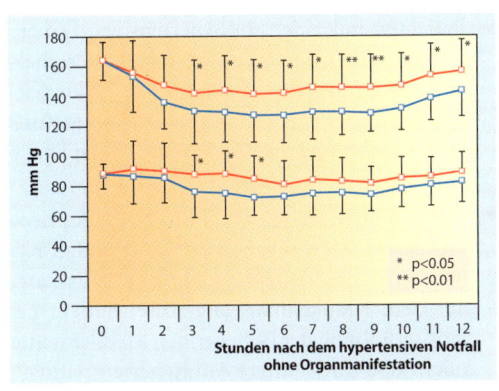

Abb. 4.7: Durchschnittlicher systolischer und diastolischer Blutdruck während der ersten 12 Stunden nach einem hypertensiven Notfall ohne Organmanifestation. Die Patienten wurden nach der Entlassung entweder mit 60 mg Urapidil oral oder mit Placebo weiterbehandelt.
Rote Linie: Placebo-Gruppe; Blaue Linie: Urapidil-Gruppe; *) oder **) signifikanter Unterschied des Blutdruckes.

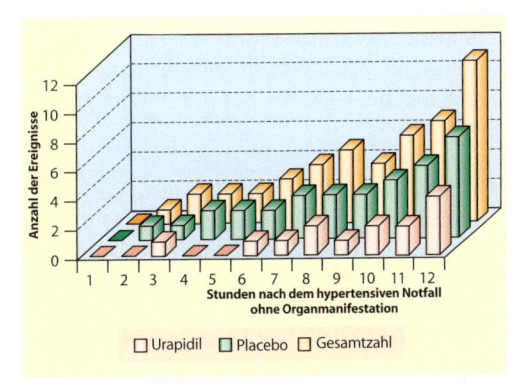

Abb. 4.8: Anzahl der hypertensiven Episode innerhalb der ersten 12 Stunden nach einem hypertensiven Notfall ohne Organmanifestation. Die Patienten wurden nach der Entlassung entweder mit 60 mg Urapidil oral oder mit Placebo weiterbehandelt.

Nach einer hypertensiven Krise ohne Organmanifestation sollte eine Kontrolle des Blutdruckes spätestens 12 Stunden später erfolgen, um einen neuerlichen Blutdruckanstieg rechtzeitig zu erkennen und therapeutische Konsequenzen ziehen zu können.

Grundsätzlich muß bei der Wahl der Anschlußtherapie unterschieden werden, ob die Patienten bereits eine antihypertensive Dauermedikation haben oder nicht.

▶ Patienten mit einer antihypertensiven Dauermedikation: In dieser Gruppe ist zu unterscheiden, ob der hypertensive Notfall unter korrekter Einnahme der Dauermedikation stattgefunden hat oder ob ein Fall von Non-Compliance vorgelegen ist

▶ Bei Patienten, die trotz korrekter Medikamenteneinnahme einen hypertensiven Notfall haben, sollte die Medikation vor der Entlassung aus dem Krankenhaus angepaßt werden, i.e. Dosiserhöhung der bestehenden Medikamente oder Gabe eines weitere Antihypertensivums

▶ Bei Patienten mit Non-Compliance ist ein Wiederbeginn der antihypertensiven Therapie noch im Krankenhaus die wichtigste therapeutische Maßnahme. Unter Umständen kann eine Modifikation der Therapie, im Sinne einer Dosisanpassung, noch vor der Entlassung vorgenommen werden

▶ Bei Patienten ohne vorbestehende antihypertensive Medikation sollte die antihypertensive Therapie noch vor der Entlassung des Patienten initialisiert werden. Wurde der Patient primär intravenös behandelt, so sollte die orale Therapie mit der gleichen Substanz weitergeführt werden

Grundsätzlich gilt für alle Patienten, daß eine Kontrolluntersuchung innerhalb von 12 bis 24 Stunden nach der Entlassung aus dem Krankenhaus erfolgen sollte.

4.5.3. Anschlußtherapie in Abhängigkeit der Grunderkrankung

4.5.3.1. Phäochromozytom

Die Anschlußtherapie bei Patienten mit Phäochromozytom besteht in der oralen Gabe eines α-Blockers, wie Doxazosin, Terazosin, Urapidil oder Prazosin. Diese Medikamente interferieren nicht mit diagnostischen Tests und die Therapie kann während des diagnostischen Procedere begonnen werden. Eine mögliche Alternative zum α-Blocker ist Labetalol. Allerdings ist zu beachten, daß unter Labetalol die Bestimmung der Katecholamine im Harn häufig falsch positiv ist.

4.5.3.2. Prä-Eklampsie

Wird aufgrund des Verlaufes der Prä-Eklampsie von einer vorzeitigen Entbindung Abstand genommen, so bedarf es einer weiterführenden Therapie. Als mögliche Substanzklassen stehen zur Auswahl:

- β-Blocker
- Calciumantagonisten
- Kombinierter α-/β-Blocker

β-Blocker werde sehr häufig in der Behandlung der Hypertonie bei Schwangeren eingesetzt. Es ist allerdings darauf hinzuweisen, daß ein prominenter Vertreter aus der β-Blockergruppe, nämlich Atenolol, Auswirkungen auf die fetale Hämodynamik aufweist. In einer Vergleichsstudie mit Pindolol war der pulsatile Index in den Umbilikalgefäßen erhöht. Dazu passend war das Gewicht der Plazenta in der Atenololgruppe signifikant niedriger als in der Pindololgruppe (69). In einer weiteren randomisierten und placebokontrollierten Studie wurde Atenolol zur Behandlung der chronischen Hypertonie in der Schwangerschaft untersucht (70). Das Gewicht der Neugeborenen und auch der Plazenta war in der Atenololgruppe signifikant niedriger als in der Plazebo-Gruppe. Dieser Effekt gilt allerdings nur für das Atenolol und hier wiederum nur dann, wenn die Einnahme von Atenolol frühzeitig in der Schwangerschaft beginnt. Bei Einnahme von Atenolol im letzten Trimester der Schwangerschaft waren solche Ergebnisse nicht zu beobachten.

Orales Nifedipin wird als Mittel der 2. Wahl zur Behandlung von Schwangeren mit Hypertonie eingesetzt (71). In seiner oralen Form ist Nifedipin in dieser klinischen Situation eine gute Ergänzung zu einer bereits bestehenden β-Blockertherapie. Das sublinguale Nifedipin ist aufgrund seiner unberechenbaren Blutdrucksenkung nicht indiziert.

Labetalol ist eine wertvolle Alternative zu Calcium-Antagonisten und β-Blockern in der Behandlung der Hypertonie von Schwangeren. Das Medikament ist sehr gut verträglich und bietet den Vorteil, sowohl in oraler als auch intravenöser Form vorzuliegen (72). Vorsicht ist allerdings geboten bei Schwangeren mit Asthma-Anamnese.

ACE-Hemmer sind in dieser Situation kontraindiziert, da es eine Reihe von Berichten gibt, die von Nierenversagen, sowie von Skelett-Dysplasien sprachen (73).

4.6. Literatur

1. Bur A, Hirschl MM, Herkner H, et al. Accuracy of oscillometric blood pressure measurement according to the relation between cuff size and upper arm circumference in critically ill patients. Crit Care Med 2000;28:371-376

2. Hirschl MM. Guidelines for the drug treatment of hypertensive crises. Drugs 1995;50:991-1000

3. Hirschl MM, Binder M, Bur A, et al. Safety and efficacy of urapidil and sodium nitroprusside in the treatment of hypertensive emergencies. Intensive Care Med 1997;23:885-888

4. Van der Stroom JG, Van Wenzel HB, Vergroesen I, et al. Comparison of the effects of urapidil and sodium nitroprusside on hemodynamic state, myocardial metabolism, and function in patients during coronary artery surgery. Br J Anesth 1996;76:645-651

5. Hirschl MM, Seidler D, Müllner M, et al. Efficacy of different antihypertensive drugs in the emergency department. J Hum Hypertens 1996;10 (Suppl 3):S143-146

6. Hirschl MM, Seidler D, Zeiner A, et al. Intravenous uirapidil versus sublingual nifedipine in the treatment of hypertensive urgencies. Am J Emerg Med 1993;11:653-656

7. Wüsten R, Hemelrijck J, Mattheusen M, et al. Influence of nifedipine and urapidil on autoregulation of cerebral blood flow in the presence of an intracranial space-occupying growth. Anaesth Intensivther Notfallmed 1990;25:140-145

8. Schreiber W, Woisetschläger C, Binder M, et al. The nitura study – effect of nitroglycerin or urapidil on hemodynamic, metabolic and respiratory parameters in hypertensive patients with pulmonary edema. Intensive Care Med 1998;24:557-563

9. Huey J, Thomas JP, Hendricks DR, et al. Clinical evaluation of intravenous labetalol for the treatment of hypertensive urgency. Am J Hypertens 1998;1:284S-289S

10. Joint National Committee for the Detection, Evaluation and Treatment of High Blood Pressure. The sixth report of the Joint National Committee for the Detection, Evaluation and Treatment of High Blood Pressure. Arch Intern Med 1997;157:2413-2446

11. Panacek EA, Bednarczyk EM, Dunbar LM, et al., for the Fenoldopam Study Group. Randomized prospective trial of fenoldopam vs. Sodium nitroprusside in the treatment of severe hypertension. Acad Emerg Med 1995;2:959-965

12. Cetnarowski AB, Conti DR. Nitroprusside toxicity and low-dose infusion. Ann Intern Med 1986;6:895-896

13. Robin ED, Mc Cauley R. Nitroprusside-related cyanide poisoning. Time (long past due) for urgent, effective interventions. Chest 1992;102:1842-1845

14. Nightingale SL. New labeling for sodium nitroprusside emphasizes risk for cyanide toxicity (FDA Bulletin). JAMA 1991;265:847

15. Hirschl MM; Binder M, Bur A, et al. Clinical evaluation of different doses of intravenous enalaprilat in patients with hypertensive crises. Arch Intern Med 1995;155:2217-2223

16. Hirschl MM, Binder M, Bur A, et al. Impact of the renin-angiotensin-aldosterone system on blood pressure response to intravenous enalaprilat in patients with hypertensive crises. J Hum Hypertens 1997;11:177-183

17. Bolognesi R, Tsialtos D, Stroneo U, et al. Effects of i.v. nicardipine in the treatment of hypertensive crisis. Minerva Cardioangiol 1990;38:299-303

18. Wallin JD, Fletcher E, Ram VS, et al. Intravenous nicardipine for the treatment of severe hypertension. A double-blind placebo-controlled muticenter trial. Arch Intern Med 1989;149:2662-2669

19. Reisin E, Huth MM, Nguyen BP, et al. Intravenous fenoldopam versus sodium nitroprusside in patients with severe hypertension. Hypertension 1990;15:Suppl 2:I59-I62

20. Bodmann KF, Troster S, Clemens R, et al. Hemodynamic profile of intravenous fenoldopam in patients with hypertensive crisis. Clin Investig 1993;72:60-64

21. Oparil S, Arouson S, Deeb GM, et al. Fenoldopam, a new parenteral antihypertensive: consensus roundtable on the management of perioperative hypertension and hypertensive crisis. Am J Hypertens 1999;12:653-654

22. Rubion-Guerra AF, Vargas-Ayala G, Losano-Nuevo JJ, et al. Comparison between isosorbide dinitrate aerosole and nifedipine in the treatment of hypertensive emergencies. J Hum Hypertens 1999;13:473-476

23. Lunell NO, Lewander R, Nylund L, et al. Acute effect of dihydralazine on uteroplacental blood flow in hypertension during pregnancy. Gynecol Obstet Invest 1983;16:274-282

24. Carlberg B, Asplund K, Hägg E. The prognostic value of admission blood pressure in patients with acute stroke. Stroke 1993;24:1372-1375

25. M´Buyamba-Kabangu JR, Longo-Mbenza B, Tambwe MJ, et al. J-Shaped relationship between mortality and admission blood pressure in black patients with acute stroke. J Hypertens 1995;13:1863-1868

26. Brainin M. Antihypertensive therapy in stroke: acute therapy, primary and secondary prevention. Acta Med Austriaca 1995;22:54-57

27. Adams HP, Brott TG, Crowell RM, et al. Guidelines for the management of patients with acute ischemic stroke. Stroke 1994;25:1901-1914

28. Deutsche Liga zur Bekämpfung des hohen Blutdruckes. Hochdruck und zerebrale Durchblutungsstörungen. 1995, 1. Auflage

29. Hossmann KA. The hypoxic brain. Insights from ischemia research. Adv Exp Med Biol 1999;474:155-169

30. Goldstein LB. Should antihypertensive therapies given to patients with acute ischemic stroke? Drug Saf 2000;22:13-18

31. Teitelbaum JS. Management of blood pressure in acute neurologic illnesses. Neurologist 1996;2:196-206

32. Britton M, Carlsson A, de-Faire U. Blood pressure course in patients with acute stroke and matched controls. Stroke 1986;17:861-864

33. Hirschl MM. Die Therapie der hypertensiven Krise. Med Welt 1998;49:318-324

34. Jörgensen HS, Nakayama H, Raaschou HO, et al. Effect of blood pressure and diabetes on stroke in progression. Lancet 1994;344:156-159

35. Phillips SJ, Whisnant JP, on Behalf of the National High Blood Pressure Education Program. Hypertension and the Brain. Arch Intern Med 1992;152:938-945

36. Dandapani BK, Suzuki S, Kelley RE, et al. Relation between blood pressure and outcome in intracerebral hemorrhage. Stroke 1995;26:21-24

37. Hayashi M, Kobayashi H, Kawano H, et al. Treatment of systemic hypertension and intracranial hypertension in cases of brain hemorrhage. Stroke 1988;19:314-321

38. Kikis D, Stieglitz J, Dickenbrock H, et al. The role of ACE inhibitors in the therapy of hypertensive crisis with and without pulmonary edema. Intensivmed Notfallmed 1993;30:65-69

39. Hirschl MM, Schreiber W, Woisetschläger C, et al. Sublinguales Nitroglyzerin oder intravenöses Enalaprilat in der präklinischen Behandlung von hypertensiven Patienten mit Lungenödem. Z Kardiol 1999;88:208-214

40. Van der Stroom JG, Van-Wezel HB, Langemeijer JJ et al. A randomized multicenter double-blind comparison of urapidil and ketanserin in hypertensive patients after coronary artery surgery. J Cardiothorac Vasc Anesth 1997;11:729-736

41. Hess W, Schulte-Saase U, Tarnow J, et al. Comparison of phentolamine and urapidil in controlling acute intraoperative hypertension in patients subjected to coronary artery bypass surgery. Eur J Anaesthesiol 1985;2:21-27

42. Cosentino F, Vidt G, Orlowski JP, et al. The safety of cumulative doses of labetalol in perioperative hypertension. Cleve Clin J Med 1989;56:371-376

43. Geniton DJ. A comparison of the hemodynamic effects of labetalol and sodium nitroprusside in patients undergoing carotid enarterectomy. AANA J 1990;58:281-287

44. Chen TL, Sun WZ, Cheng YJ, et al. Comparison of antihypertensive effects of nicardipine with nitroglycerin for perioperative hypertension. Acta Anaesthesiol Sin 1995;33:199-204

45. Halpern NA, Goldberg M, Neely C, et al. Postoperative hypertension: a multicenter, prospective, randomized comparison between intravenous nicardipine and sodium nitroprusside. Crit Care Med 1992;20:1637-1643

46. Vincent JL, Berlot G, Preiser JC, et al. Intravenous nicardipine in the treatment of postoperative arterial hypertension. J Cardiothorac Vasc Anesth 1997;11:160-164

47. Bolte AC, van-Eyck J, Kanhai HH, et al. Ketanserin versus dihydralazine in the management of severe early-onset preeclampsia: maternal outcome. Am J Obstet Gynecol 1999;180:371-377

48. Wacker J, Werner P, Walter-Sack I, et al. Treatment of hypertension in patients with pre-eclampsia: a prospective parallel-group study comparing dihydralazine with urapidil. Nephrol Dial Transplant 1998;13:318-325

49. Hjertberg R, Faxelius G, Lagercrantz H. Neonatal adaptation in hypertensive pregnancy – a study of labetalol versus hydralazine treatment. J Perinat Med 1993;21:69-75

50. Pearce CJ, Wallin JD. Labetalol and other agents that block both alpha- and beta-adrenergic receptors. Cleve Clin J Med 1994;61:59-69

51. Wu SG, Lin SL, Shiao WY, et al. Comparson of sublingual captopril, nifedipine and prazosin in hypertensive emergencies during hemodialysis. Nephron 1993;65:284-287

52. Gales MA. Oral antihypertensives for hypertensive urgencies. Ann Pharmacother 1994;28:352-358

53. Kitiyakara C, Guzmn NJ. Malignant hypertension and hypertensive emergencies. J Am Soc Nephrol 1998;9:133-142

54. Kaplan NM. Treatment of hypertensive emergencies and urgencies. Heart Dis Stroke 1992;:373-378

55. Ram CV. Current concepts in the diagnosis and management of hypertensive emergencies and hypertensive urgencies. Keio J Med 1990;39:225-236

56. Abdelwahab W, Frishman W, Landau A. Management of hypertensive urgencies and emergencies. J Clin Pharmacol 1995;35:747-762

4.6. Literatur

57. Isles CG. Management of hypertensive crisis. Scott Med J 1995;40:23-25

58. Komsuoglu B, Sengun B, Bayram A, et al. Treatment of hypertensive urgencies with oral nifedipine, nicardipine, and captopril. Angiology 1991;42:447-454

59. Angeli P, Chiesa M, Caregaro L, et al. Comparison of sublingual captopril and nifedipine in immediate treatment of hypertensive emergencies. A randomized, single-blind clinical trial. Arch Intern Med 1991;151:678-682

60. Damasceno A, Ferreira B, Patel S, et al. Efficacy of captopril and nifedipine in black and white patients with hypertensive crisis. J Hum Hypertens 1997;11:471-476

61. Ceyhan B, Karaaslan Y, Caymaz O, et al. Comparison of sublingual captopril and sublingual nifedipine in hypertensive emergencies. Jpn J Pharmacol 1990;52:189-193

62. Cleland JG et al. Severe hypotension after first dose of enalapril in heart failure. Brit Med J 1985;291:1309-1312

63. Hodsman GP et al. Factors related to first dose hypotensive effect of captopril: prediction and treatment. Brit Med J 1983;286:832-834

64. Spah F, Grosser KD. Treatment of hypertensive urgencies and emergencies with nitrendipine, nifedipine, and clonidine: effect on blood pressure and heart rate. J Cardiovasc Pharmacol 1988;12 Suppl. 4:S154-S156

65. Atkin SH, Jaker MA, Beaty P, et al. Oral labetalol versus oral clonidine in the emergency treatment of severe hypertension. Am J Med Sci 1992;303:9-15

66. Zeller KR, Von Kuhnert L, Matthews C. Rapid reduction of severe asymptomatic hypertension. A prospective, controlled trial. Arch Intern Med 1989;149:2186-2189

67. Gonzalez ER, Peterson MA, Racht EM, et al. Dose-response evaluaton of oral labetalol in patients presenting to the emergency department with accelerated hypertenson. Ann Emerg Med 1991;2:333-338

68. Hirschl MM, Herkner H, Bur A, et al. Course of blood pressure within the first 12 hours of hypertensive urgencies. J Hypertens 1998;16:251-255

69. Montan S, Ingemarsson I, Marsal K, et al. Randomised controlled trial of atenolol and pindolol in human pregnancy: effects n fetal haemodynamics. Brit Med J 1992;304:946-949

70. Rubin PC, Butters L, Clark DM, et al. Placebo controlled trial of atenolol in treatment of pregnancy associated hypertenson. Lancet 1983;I:431

71. Constantine G, Beevers DG, Reynolds AC. Nifedipine as a second line antihypertensive drug in pregnancy. Br J Obstet Gynaecol 1987;94:1136-1142

72. MacPherson M, Broughton-Pipkin F, Rutter N. The effect of maternal labetalol on the newborn infant. Br J Obstet Gynaecol 1986;93:539-542

73. Hanssens M, Keirse MJNC, Vankelecom F, et al. Fetal and neonatal effects of treatment with angiotensin converting enzyme inhibitors in pregnancy. Obstet Gynecol 1991;78:128

Nifedipin

5. Nifedipin

5.1. Allgemeines

Nifedipin ist ein Calciumantagonist der Dihydropyridin-Gruppe, der sowohl in einer rasch wirksamen Kapsel- bzw. Sprayform als auch in intravenöser Form zur Behandlung hypertensiver Notfälle zur Verfügung steht. Die Substanz zählt noch immer zu den am häufigsten verwendeten Substanzen bei der Behandlung von Patienten mit hypertensivem Notfall (1,2). Nifedipin wird nicht nur im Spitalsbereich, sondern auch prähospital eingesetzt. In den letzten Jahren mehrten sich allerdings die kritischen Berichte zur Anwendung von sublingualem Nifedipin (3-5). Das nachfolgende Kapitel stellt den aktuellen Wissensstand über diese Substanz dar und beurteilt den Stellenwert der Substanz in der Behandlung von Patienten mit hypertensivem Notfall.

5.2. Antihypertensive Effektivität von Nifedipin

Nifedipin bewirkt über eine periphere Vasodilatation eine Blutdruckreduktion. Die in diesem Zusammenhang auftretende Reflextachykardie übertrifft üblicherweise die milden negativ-inotropen und – chronotropen Effekte (6,7). Die blutdrucksenkende Wirkung von Nifedipin tritt 5 bis 10 Minuten nach Applikation ein und erreicht ihren maximalen Effekt durchschnittlich nach 30 bis 60 Minuten. Die Wirkdauer der Substanz beträgt zwischen 2 und 6 Stunden. Nifedipin wurde zur Behandlung des hypertensiven Notfalles mit Organmanifestation, schwerer Hypertonie bei chronischer Niereninsuffizienz, peri- und postoperativer Hypertension, schwangerschaftsassoziierter Hypertonie, Monoamino-Oxidase-Hemmer- bzw. Clonidin-induzierter Hypertonie eingesetzt. Die Vorteile des Nifedipins waren die gleiche Effektivität bei beiden Geschlechtern und in allen Altersklassen, sowie die sublinguale Applikationsform.

5.3. Verabreichung und Resorption von sublingualem Nifedipin

Gerade die sublinguale Verabreichung von Nifedipin ist hinsichtlich der Resorption der Substanz äußerst umstritten. In einer Studie von van Harten et al. wurde die Absorption von 10 mg Nifedipin bei gesunden Probanden untersucht (8). Im ersten Testverfahren wurde die Kapsel zerbissen, der Kapselinhalt jedoch nicht geschluckt sondern nach 20 Minuten wieder ausgewaschen. Im zweiten Testverfahren wurde der Kapselinhalt geschluckt. Nach jedem der beiden Testverfahren wurde der Blutspiegel von Nifedipin untersucht (☞ Abb. 5.1). Während die Absorption von Nifedipin nach dem ersten Testverfahren verzögert war, wurde Nifedipin nach Verschlucken des Kapselinhaltes rasch resorbiert (8). Die vorliegenden Daten zeigen, daß die sublinguale Resorption von Nifedipin zu vernachlässigen ist und die Wirkung der Substanz durch eine rasche intestinale Resorption hervorgerufen wird (8).

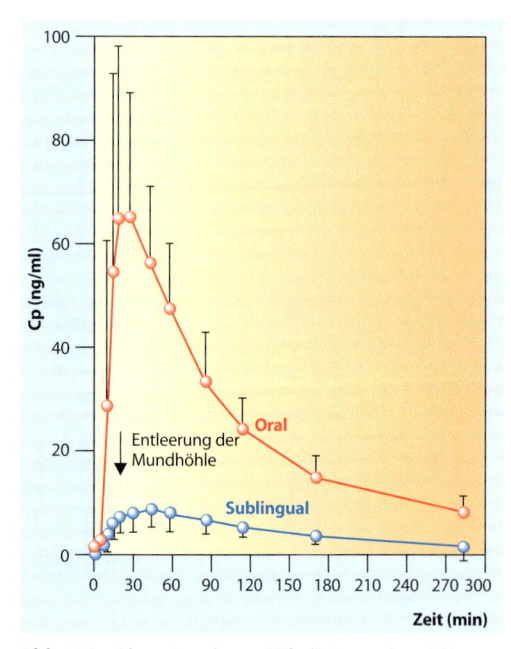

Abb. 5.1: Blutspiegel von Nifedipin nach sublingualer bzw. oraler Applikation von Nifedipin.
Cp = Plasmakonzentration von Nifedipin in ng/ml.

5.4. Nifedipin und cerebrale Perfusion

Nifedipin führt zu einer Dilatation der cerebralen Gefäße und konsekutiv zu einer Reduktion der cerebralen Perfusion. Dieser Effekt wird allerdings von einem deutlichen Anstieg des intrakraniellen Druckes begleitet. In einer Studie von Tateishi et al.

kam es zu einem Absinken des mittleren arteriellen Blutdruckes von 128 mm Hg auf 109 mm Hg. Gleichzeitig sank der cerebrale Perfusionsdruck von 105 mm Hg auf 84 mm Hg ab. Der parallel dazu gemessene intrakranielle Druck stieg um 1 bis 10 mm Hg an (9). In einer Studie von Patienten mit erhöhtem intrakraniellen Druck waren die Effekte von Nifedipin wesentlich ausgeprägter (10,11) (☞ Tab. 5.1). Die Auswirkungen von Nifedipin auf den intrakraniellen Druck sind abhängig vom Ausgangswert des Hirndruckes. Je höher der Hirndruck vor Nifedipingabe ist, desto stärker wird der Hirndruck nach Applikation von Nifedipin ansteigen.

> Nifedipin ist bei Patienten mit erhöhtem intrakraniellen Druck kontraindiziert. Dies sind in erster Linie Patienten mit hämorrhagischem Insult, aber auch Patienten mit ausgedehnten ischämischen Insulten, die mit einem perifokalen Ödem einhergehen.

	Intrakranieller Druck (mm Hg) vor Gabe von Nifedipin	
	20-40	> 40
Intrakranieller Druck nach Gabe von Nifedipin	+ 10 – 35 %	+ 38 – 64 %
Cerebraler Perfusionsdruck	- 20 – 32 %	- 40 – 54 %

Tab. 5.1: Effekt von 10 mg Nifedipin auf den intrakraniellen Druck und den cerebralen Perfusionsdruck bei Patienten mit mittelgradig (20-40 mm Hg) oder stark (>40 mm Hg) erhöhtem Hirndruck (10).

Neben dem Effekt auf den intrakraniellen Druck kann Nifedipin durch den raschen Blutdruckabfall zu einer Verstärkung bestehender neurologischer Symptome führen. Gerade bei Patienten mit langjähriger Hypertonie ist die Kurve der cerebralen Autoregulation nach links verschoben, sodaß ein plötzlicher und ausgeprägter Blutdruckabfall durch Nifedipin eine cerebrale Minderperfusion mit entsprechender neurologischer Symptomatik verursachen kann. Es gibt eine Reihe von Fallberichten, die über das Auftreten von neurologischen Symptomen nach der Gabe von Nifedipin sublingual berichten (☞ Tab. 5.2).

Besonders gefährdet sind Patienten

- mit einer langjährigen ungenügend eingestellten Hypertonie
- höheren Lebensalters
- mit einer Hypovolämie
- mit hämodynamisch wirksamen Stenosen im Bereich der extrakraniellen Gefäße

5.5. Nifedipin und koronare Perfusion

Die generalisierte Vasodilatation durch Nifedipin birgt das Risiko des sogenannten "Steal-Phänomens" in sich. Steal-Phänomen bedeutet, daß durch die Vasodilatation vermehrt Blut in den Bereich gesunder Gefäßabschnitte fließt und der Blutfluß in atherosklerotisch veränderten Gefäßgebieten abnimmt. Patienten mit einer koronaren Herzkrankheit bzw. Patienten mit einer akuten myokardialen Ischämie sind besonders anfällig für eine solche Blutumverteilung. Zudem kommt es durch Nifedipin zu einer Reflextachykardie, die wiederum den myokardialen Sauerstoffbedarf erhöht. Die Kombination aus Reflextachykardie und

Referenz	Alter, Geschlecht	Nifedipin-Dosis [mg]	BD bei Aufnahme [mm Hg]	BD nach Therapie [mm Hg]	Neurologische Komplikationen	Ergebnis
12	72 m	10	k.A.	k.A.	Aphasie, Hemiparese rechts	Heilung
12	67 w	10	k.A.	k.A.	Bewußtlosigkeit	Heilung
13	44 m	10	270/140	160/100	Hemiparese links	Heilung
13	44 m	10	260/120	155/90	Aphasie, Hemiparese rechts	Heilung

Tab. 5.2: Neurologische Komplikationen nach der Gabe von Nifedipin sublingual. BD = Blutdruck; k.A. = keine Angabe.

Reduktion des Blutflusses im Bereich atherosklerotisch bedingter Gefäßareale kann zu einer Aggravierung einer vorbestehenden myokardialen Ischämie führen.

> Die Verabreichung von Nifedipin ist bei Patienten mit akutem Myokardinfarkt kontraindiziert (14).

Risikofaktoren für die Entwicklung einer myokardialen Ischämie nach Nifedipingabe sind:
- Koronare Herzkrankheit
- Linksventrikelhypertrophie
- Höheres Lebensalter
- Tachykardie

Unter den Risikopatienten sind jene mit einer Linksventrikelhypertrophie besonders zu beachten. In einer rezenten Studie wurde der Effekt von Nifedipin auf die myokardiale Durchblutung bei Patienten mit Linksventrikelhypertrophie untersucht (15). In 11 % der Patienten mit Linksventrikelhypertrophie zeigten sich nach Nifedipingabe ischämietypische Veränderungen im EKG.

Es existieren eine Reihe von Berichten, die das Auftreten von myokardialen Ischämien bzw. Myokardinfarkten nach Gabe von Nifedipin bei Patienten mit koronarer Herzkrankheit und hypertensivem Notfall beschreiben (☞ Abb. 5.2 und Tab. 5.3).

> In Anbetracht dieser Daten ist Nifedipin sublingual zur Behandlung von Patienten mit koronarer Symptomatik und hypertensiver Entgleisung kontraindiziert.

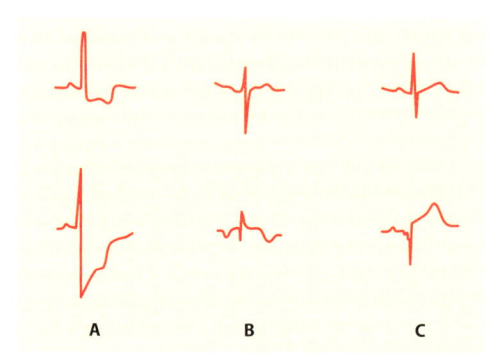

Abb. 5.2: Ischämietypische Veränderungen im Elektrokardiogramm vor (oben) und nach der Gabe (unten) von Nifedipin sublingual bei 3 Patienten (A,B,C).

Referenz	Alter, Geschlecht	Nifedipin-Dosis [mg]	BD bei Aufnahme [mm Hg]	BD nach Therapie [mm Hg]	Koronare Komplikationen	Ergebnis
16	63 w	30	230/160	80/55	T-Wellendynamik in der Hinterwand	Heilung
16	33 w	30	220/140	110/k.A.	T-Wellendynamik lateral	Heilung
16	39 m	20	230/170	100/70	T-Wellendynamik lateral	Heilung
17	67 w	10	260/120	85/50	Akuter Myokardinfarkt	Heilung
18	55 w	10	185/110	85/k.A.	ST-Strecken-Senkungen	Heilung
18	62 w	10	230/130	80/k.A.	Akuter Vorderwandinfarkt	k.A.
18	55 m	10	180/120	85/k.A.	Akuter Vorderwandinfarkt	k.A.
19	49 m	10	110/84	80/60	Akuter Vorderwandinfarkt	Verstorben
19	62 m	10	k.A.	k.A.	Akuter Anterolateralinfarkt	Verstorben

Tab. 5.3: Koronare Komplikationen nach Gabe von Nifedipin sublingual.
BD = Blutdruck; k.A. = keine Angaben.

5.6. Nifedipin und Katecholamine

Nach Applikation von Nifedipin kommt es aufgrund der generalisierten Vasodilatation zu einer reflektorischen Aktivierung des sympathiko-adrenalen Nervensystems. Ausdruck dieser Aktivierung ist die nach Nifedipingabe zu beobachtende Reflextachykardie. In mehreren Untersuchungen wurde gezeigt, daß Nifedipin zu einer Zunahme der Freisetzung von Katecholaminen und Vasopressin führt (20). Bemerkenswert ist auch, daß die Gabe von Nifedipin zu einer verstärkten myokardialen Freisetzung von Noradrenalin führt (21). Inwieweit diese Aktivierung des sympathischen Nervensystems und die Zunahme der zirkulierenden Katecholamine Ursache für die ungünstigen Effekte von Nifedipin am Herzen sind, ist nach wie vor umstritten.

5.7. Nifedipin im Vergleich zu anderen Antihypertensiva

Direkt vergleichende Untersuchungen zwischen Nifedipin und anderen Antihypertensiva sind selten. Nifedipin wurde mit Urapidil, Captopril oder Enalaprilat zur Behandlung von Patienten mit hypertensivem Notfall verglichen (22). Der blutdrucksenkende Effekt von Nifedipin war mit jener des Urapidils vergleichbar (☞ Abb. 5.3.). Allerdings war die Response-Rate in der Nifedipingruppe (70 %) signifikant geringer als in der Urapidilgruppe (92 %). Nach einer repetitiven Gabe von weiteren 10 mg Nifedipin sublingual zeigten immer noch 14 % der Patienten eine unzureichende Blutdrucksenkung (☞ Abb. 5.3). Diese Daten wurden in einer Studie auch für die Sprayform von Nifedipin bestätigt. Auch hier sprachen 70 % der Patienten auf die initiale Dosis von 10 mg Nifedipin an (23).

Nifedipin zeigte im Vergleich zu Enalaprilat eine ähnliche Response Rate (70 %). Allerdings war der blutdrucksenkende Effekt in der Nifedipingruppe deutlich stärker als in der Enalaprilatgruppe (Blutdruck nach 45 Minuten: systolisch: 160 ±12 versus 179 ±11mm Hg; diastolisch: 90 ±8 mm Hg versus 94 ±10 mm Hg) (24).

Sublinguales Nifedipin und sublinguales Captopril weisen einen ähnlichen blutdrucksenkenden Effekt auf (25). Allerdings war die Verträglichkeit von Captopril signifikant besser als die von Nifedipin sublingual. Während in der Captopril-Gruppe keine Nebenwirkungen auftraten, wurde in 6 von 24 Patienten der Nifedipingruppe eine Flush-Symptomatik, Tachykardie oder Kopfschmerzen beobachtet (25).

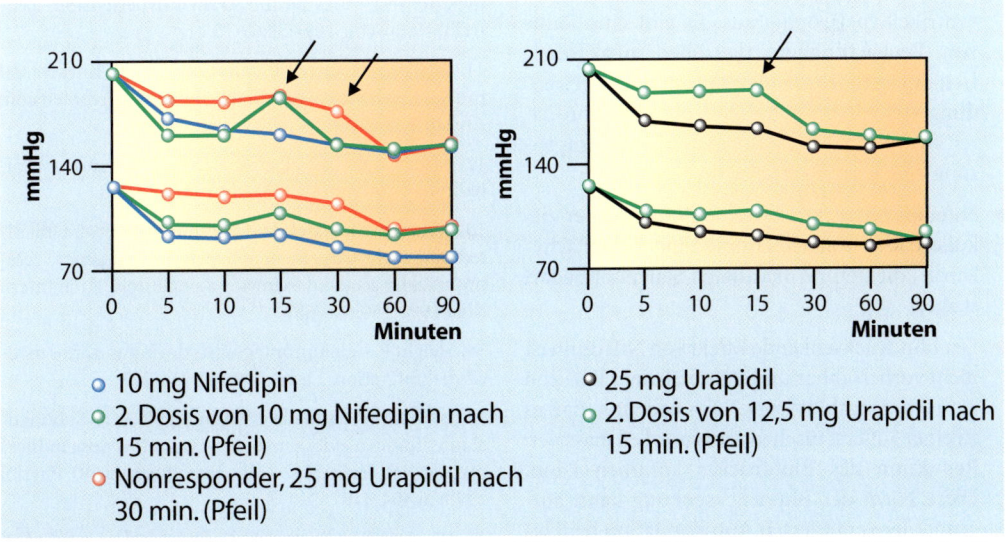

- 10 mg Nifedipin
- 2. Dosis von 10 mg Nifedipin nach 15 min. (Pfeil)
- Nonresponder, 25 mg Urapidil nach 30 min. (Pfeil)

- 25 mg Urapidil
- 2. Dosis von 12,5 mg Urapidil nach 15 min. (Pfeil)

Abb. 5.3: Verlauf des Blutdruckes nach Applikation von Nifedipin (linkes Diagramm) bzw. Urapidil (rechtes Diagramm) zur Behandlung von Patienten mit hypertensivem Notfall.

5.8. Zusammenfassung

Ungeachtet zahlreicher kritischer Berichte über die Sicherheit von sublingualem Nifedipin kommt diese Substanz nach wie vor sehr häufig zum Einsatz (26). Die wichtigsten Nebenwirkungen und Komplikationen dieser Substanz zusammenfassend beschrieben:

▶ Die Response-Rate von Nifedipin beträgt durchschnittlich 70-75 % bei der Behandlung von Patienten mit hypertensivem Notfall. Da andere antihypertensive Substanzen wie Urapidil oder Labetalol deutlich höhere Response-Raten aufweisen, ist der Einsatz von Nifedipin sublingual nicht mehr gerechtfertigt

▶ Nifedipin verursacht einen Anstieg des intrakraniellen Druckes, sodaß bei gleichzeitigem Blutdruckabfall der cerebrale Perfusionsdruck unter Umständen unter das kritische Niveau fallen kann. Dies bedeutet, daß Nifedipin bei Patienten mit neurologischer Symptomatik und hypertensiver Entgleisung nicht indiziert ist

▶ Nifedipin verursacht aufgrund seiner generalisierten Vasodilatation ein sogenanntes Steal-Phänomen, d.h. Blutumverteilung von schlecht perfundierten Arealen in ohnehin gut perfundierte Areale. Dieses Phänomen wirkt sich besonders ungünstig bei Patienten mit koronarer Herzkrankheit und/oder Patienten mit Linksventrikelhypertrophie aus. Es gibt eine Reihe von Beobachtungen, die über myokardiale Ischämien im Zusammenhang mit der Verwendung von Nifedipin bei Patienten mit koronarer Symptomatik und hypertensiver Entgleisung berichten

▶ Nifedipin bewirkt über eine Zunahme der zirkulierenden Katecholamine eine Reflextachykardie, die den myokardialen Sauerstoffbedarf steigert

▶ Der blutdrucksenkende Effekt von Nifedipin ist nicht vorhersehbar und steht in keiner Relation zum Ausgangsblutdruck. Dies bedeutet, daß es zu einer äußerst raschen und zum Teil massiven Reduktion des Blutdruckes kommen kann. Diese Form der Blutdrucksenkung kann aufgrund der veränderten Autoregulation bei Hypertonikern zur Minderperfusion vitaler Organe wie Herz oder Gehirn führen

5.9. Literatur

1. Editorial. Hypertensive emergencies. Lancet 1991;338:220-221

2. Garcia JY Jr, Vidt DG. Current management of hypertensive emergencies. Drugs 1987;34:263-278

3. Grossman E, Messerli FH, Grodzicki T, Kowey P. Should a moratorium be placed on sublingual nifedipine capsules egiven for hypertensive emergencies and pseudoemergencies? JAMA 1996;276:1328-1331

4. Hirschl MM, Woisetschläger C. Soll die Verwendung von sublingualem Nifedipin bei der Behandlung der hypertensiven Krise eingestellt werden? Intensivmed 1998;35:235-238

5. Hirschl MM, Woisetschläger C. Akute Blutdrucksteigerung – Nifedipin sublingual: kein unbedingter Reflex. Intensivmed 1998;35:182

6. Abraham G, Shukkur A, Van der Meulen J, et al. Sublingual nifedipine – a safe and simple therapy for hypertensive emergencies. Br J Clin Pract 1986;40:478-481

7. Houston MC. Treatment of hypertensive urgencies and emergencies with nifedipine. Am Heart J 1986;111:963-969

8. Van Harten J, Burggraaf K, Danhof M, et al. Negligible sublingual absorption of nifedipine. Lancet 1987;2:1363-1365

9. Tateishi A, Sano T, Takeshita H, et al. Effects of nifedipine on intracranial pressure in neurosurgical patients with arterial hypertension. J Neurosurg 1988;69:213-215

10. Hirose S, Handa Y, Kobayashi H, et al. Effects of antihypertensive drugs on intracranial hypertension. Zentralbl Neurochir 1991;52:69-75

11. Griffin JP, Cottrell JE, Hartung J, et al. Intracranial pressure during nifedipine-induced hypotension. Anesth Analg 1983;62:1078-1080

12. Nobile-Orazio E, Sterzi R. Cerebral ischemia after nifedipine treatment. Brit Med J 1981;283:948

13. Schwartz M, Naschitz JE, Yeshurun D, et al. Oral nifedipine in the treatrment of hypertensive urgency: cerebrovascular accident following a single dose. Arch Intern Med 1990;150:686-687

14. Sleight P. Calcium antagonists during and after myocardial infarction. Drugs 1996;51:216-225

15. Ishibashi Y, Shimada T, Yoshitomi H, et al. Sublingual nifedipine in elderly patients: even a low dose induces myocardial ischemia. Clin Exp Pharmacol Physiol 1999;26:404-410

16. Wachter RM. Symptomatic hypotension induced by nifedipine in the acute treatment of severe hypertension. Arch Intern Med 1987;147:556-558

17. Leavitt AD, Zweifler AJ, Meriden T, et al. Nifedipine, hypotension, and myocardial injury. Ann Intern Med 1988;108:305-306

18. O´Mailia JJ, Sander GE, Gilles TD. Nifedipine-associated myocardial ischemia or infarction in the treatment of hypertensive urgencies. Ann Intern Med 1987;107:185-186

19. Shettigar UR, Loungani R. Adverse events of sublingual nifedipine in acute myocardial infarction. Crit Care Med 1989;17:196-197

20. Thibonnier M, Corvol P, Banzet O, et al. Acute antihypertensive and hormonal effects of a calcium antagonist in essential hypertension. J Cardiovasc Pharmacol 1982;4 Suppl 3:S335-S339

21. Rouleau JL, Chatterjee K, Parmley WW, et al. Myocardial catecholamine balance during angina: effects of calcium entry blockers. Am Heart J 1985;109:201-209

22. Hirschl MM, Seidler D, Zeiner A, et al. Intravenous uirapidil versus sublingual nifedipine in the treatment of hypertensive urgencies. Am J Emerg Med 1993;11:653-656

23. Kürkciyan I, Sterz F, Roden M, et al. A new preparation of nifedipine for sublingual application in hypertensive urgencies. Angiology 1994;45:629-635

24. Hirschl MM, Seidler D, Müllner M, et al. Efficacy of different antihypertensive drugs in the emergency department. J Hum Hypertens 1996;10 (Suppl 3):S143-146

25. Ceyhan B, Kraaslan Y, Caymaz O, et al. Comparison of sublingual captopril and sublingual nifedipine in hypertensive emergencies. Jpn J Pharmacol 1990;52:189-193

26. Wenzel UO, Sthal RA, Grieshaber M, et al. Diagnostic and therapeutic procedures by doctors for patients in a hypertensive crisis. An inquiry in 56 internal medicine clinics. Dtsch Med Wochenschr 1998;123:443-447

Nachsorgekonzepte

6. Nachsorgekonzepte

Ein hypertensiver Notfall stellt eine potentiell lebensbedrohliche Situation dar und bedarf einer entsprechenden weiteren Betreuung des Patienten nach dem Akutereignis. Patienten mit einem bis dato unbekannten Hypertonus sind ebenso in das Nachsorgekonzept einzubinden, wie jene, die bereits unter antihypertensiver Medikation stehen. Die Nachsorge sollte zum Zeitpunkt der Entlassung des Patienten aus der Notfallaufnahme beginnen und umfaßt folgende Punkte:

- Aufklärung des Patienten über die Erkrankung "Hypertonie" und ihre Folgen
- Adäquate Blutdruckeinstellung
- Erfassung hypertonie-assoziierter chronischer Endorganschäden
- Erfassung und Behandlung begleitender Risikofaktoren
- Ursachenforschung hinsichtlich sekundärer Hypertonien

6.1. Aufklärung des Patienten

Grundsätzlich ist zwischen einer Aufklärung der Gesamtbevölkerung und einer individuellen Aufklärung des Patienten zu unterscheiden. Der Wissensstand der Gesamtbevölkerung ist hinsichtlich der Erkrankung "Hypertonie" und ihrer Folgen mangelhaft. Nur ungefähr 50 % aller Menschen mit einer behandlungsbedürftigen Hypertonie wissen überhaupt von ihrer Erkrankung (1). Des weiteren sind von diesen Patienten nach vorsichtigen Schätzungen nur ungefähr 25 % ausreichend antihypertensiv behandelt (2). Die Aufklärung der Öffentlichkeit über die Krankheit "Hypertonie" muß daher intensiviert werden, Neben Informationsveranstaltungen in Schulen, Lehrstellen und öffentlichen Einrichtungen sollte die Möglichkeit der kostenlosen Blutdruckmessung im Bereich öffentlicher Plätze, bei Großveranstaltungen und in Betrieben gewährleistet werden. Zusätzlich bedarf es einer intensiven Informationskampagne zur Erhöhung des Bewußtseins für Hypertonie über Zeitschriften, Radio, Fernsehen und das Internet.

Die individuelle Aufklärung des Patienten umfaßt folgende Punkte:

- Erklärung der Erkrankung "Hypertonie" in einer für den Patienten verständlichen Form
- Besprechung der diagnostischen und therapeutischen Maßnahmen
- Aufklärung über mögliche Folgeschäden der Hypertonie
- Besprechung der medikamentösen Therapie und ihrer Nebenwirkungen
- Vermittlung einer positiven Perspektive bei Einhaltung des Therapieplanes

Im Rahmen dieser Arzt-Patienten-Gespräche ist es von entscheidender Bedeutung den Patienten darüber aufzuklären, daß sich das subjektive Wohlbefinden des Patienten zu Beginn der antihypertensiven Therapie verschlechtern kann, weil der Organismus niedrige Blutdruckwerte nicht gewöhnt ist. Es ist außerdem wichtig, dem Patienten positive Perspektiven hinsichtlich der Erkrankung zu vermitteln. Die Einhaltung der Therapie kann eine Rückbildung eventueller Organschäden und eine Verbesserung der Lebensqualität und der Lebenserwartung bewirken.

6.2. Adäquate Blutdruckeinstellung

Die adäquate Blutdruckeinstellung setzt die Mitarbeit des Patienten voraus. Der Patient ist zur Anschaffung eines Heim-Meßgerätes und zur regelmäßigen Selbstkontrolle des Blutdruckes zu motivieren. Die Wahl der initialen Therapie hängt vom Alter des Patienten, vom Nachweis eventueller Organschäden, von der Existenz begleitender Risikofaktoren und eventueller Kontraindikationen ab. Als Mittel der ersten Wahl gelten Diuretika, β-Blocker, ACE-Hemmer und Calcium-Antagonisten. In vielen Fällen ist allerdings eine Monotherapie zur Erreichung eines adäquate Blutdruckes unzureichend, sodaß häufig Kombinationspräparate (ACE-Hemmer + Diuretikum, ACE-Hemmer + Calcium-Antagonist, β-Blocker + Diuretikum) notwendig sind.

6.3. Erfassung hypertonie-assoziierter chronischer Endorganschäden

Hypertonie-assoziierte Organschäden sind unabhängige prognostische Parameter für eine erhöhte

Mortalität bei Hypertonikern (3-5). Patienten nach einem hypertensiven Notfall sind als Hochrisikopatienten einzustufen und benötigen ein intensiveres Screening.

Dieses umfaßt die Diagnose folgender Hypertonie-assoziierter Organschäden:

- Fundus hypertonicus nach Keith-Wagener
- Cerebrale arterielle Verschlußkrankheit
- Linksventrikelhypertrophie
- Koronare Herzkrankheit
- Aortenaneurysma (thorakal und abdominell)
- Hypertensive Nephropathie (Mikroalbuminurie)
- Periphere arterielle Verschlußkrankheit

Der Nachweis eines Organschadens beeinflußt die Wahl der antihypertensiven Medikation:

Organschaden	Besonders geeignet
Linksventrikel-hypertrophie	ACE-Hemmer
Zustand nach Myokardinfarkt	β-Blocker
Mikroalbuminurie	ACE-Hemmer

Tab. 6.1: Wahl des Antihypertensivums in Abhängigkeit vom Endorganschaden.

6.4. Erfassung und Behandlung begleitender Risikofaktoren

6.4.1. Übergewicht

Es besteht ein gesicherter Zusammenhang zwischen Adipositas und der Entstehung einer hypertonen Kreislaufregulation. Adipositas per se ist mit einer Erhöhung des Herz-Zeit-Minutenvolumens und des totalen Blutvolumens assoziiert. Das erhöhte Herz-Minutenvolumen ist mit einer Zunahme der Vorlast und damit einer erhöhten Belastung des linken Ventrikels verbunden. Als Ursachen für diese hämodynamischen Veränderungen wird eine erhöhte Aktivität des Sympathikus vermittelt über periphere α-Rezeptoren angenommen. Gewichtsreduktion geht mit einer signifikanten Abnahme des Blutdruckes einher (6).

> Die Gewichtsabnahme um 1 kg geht mit einer Reduktion des systolischen und diastolischen Blutdruckes um durchschnittlich 1 mm Hg einher.

Die Blutdruckreduktion ist zu Beginn der Gewichtsabnahme am stärksten ausgeprägt und wird mit zunehmender Dauer der diätetischen Maßnahmen geringer ("floor effect") (7). Ursachen für den Blutdruckeffekt durch Gewichtsabnahme sind eine Reduktion des Herz-Minutenvolumens, eine Abnahme der sympathischen Nervenaktivität und eine Reduktion der zirkulierenden Norepinephrin-Spiegel (8). Eine adequate Gewichtsreduktion geht auch mit einer Verbesserung des Lipidprofils und der Insulinsensitivität einher. Bei Patienten mit hochnormalem Blutdruck (diastolischer Blutdruck um 85 mm Hg) wurde der Effekt der Gewichtsreduktion, einer Salzrestriktion und einer Verminderung des Alkoholkonsums auf die Entwicklung eines Hypertonus untersucht (9). Nach 5 Jahren betrug die durchschnittliche Gewichtsabnahme 2.7 kg und die Inzidenz einer nachfolgenden Hypertonie wurde um die Hälfte reduziert. Gewichtsreduktion war die effektivste Intervention zur Verhinderung der Entwicklung einer Hypertonie (9). Maßnahmen zur Gewichtsreduktion umfassen die Diätberatung, die Umstellung der Ernährung und regelmäßige sportliche Aktivität.

6.4.2. Nikotinabusus

Nikotin führt durch seine vasokonstriktorische Wirkung zu einem transienten Blutdruckanstieg (Dauer ca. 15 bis 20 Minuten). Neben diesem unerwünschten Effekt auf den Blutdruck stellt der Nikotinabusus einen der wichtigsten Risikofaktoren für das Auftreten eines akuten Myokardinfarktes dar. Das Vorhandensein von Rauchen und Hypertonie führt zu einer überproportionalen Erhöhung des Risikos für einen akuten Myokardinfarkt.

6.4.3. Alkohol

Alkoholkonsum von mehr als 3 Drinks (1 Drink = 14 g Ethanol) pro Tag ist mit einem höheren durchschnittlichen Blutdruck assoziiert (10). Die durchschnittliche Reduktion des Blutdrucks ist bis zu 8 mm Hg systolisch und bis zu 6 mm Hg diastolisch, wenn eine entsprechende Reduktion der Alkoholzufuhr eingehalten wurde (11). Aufgrund dieser Daten ist es angezeigt den Alkoholkonsum auf nicht mehr als 2 Drinks pro Tag sowohl für Normotoniker als auch Hypertoniker zu beschränken. Diese Maßnahme verhindert sowohl die durch Alkohol verursachte Blutdruckerhöhung als auch andere mit übermäßigem Alkoholkonsum einhergehenden Gesundheitsrisiken (12).

6.4.4. Hyperlipidämie

Die Hyperlipidämie ist ein unabhängiger Risikofaktor für das Auftreten einer koronaren Herzkrankheit (13). Es besteht eine kontinuierliche Assoziation zwischen Serum-Cholesterin-Spiegel und dem Risiko für eine koronare Herzkrankheit, wobei bei einem Serumcholesterin > 220 mg/dl das Risiko bereits doppelt so hoch ist wie in einer Kontrollgruppe (14). Das gleichzeitige Auftreten einer Hypertonie und einer Hyperlipidämie potenziert die ungünstigen Effekte beider Risikofaktoren. Bei Hypertonikern mit einer gleichzeitig bestehenden Hyperlipidämie ist bei der Wahl des Antihypertensivums darauf zu achten, ob das gewählte Medikament negative Auswirkungen auf das Lipidprofil des Patienten hat. Diuretika und β-Blocker haben im Vergleich zu ACE-Hemmern, Calciumantagonisten und α-Blockern eine ungünstige Wirkung auf das Lipidprofil (☞ Tab. 6.2). Allerdings sind diese Effekte im speziellen bei den Diuretika dosisabhängig und können durch die Wahl einer niedrigen Dosierung weitgehend vermieden werden.

6.4.5. Diabetes mellitus

Hypertonie findet sich bei Patienten mit Diabetes mellitus ungefähr doppelt so häufig als bei Stoffwechsel-Gesunden. Außerdem besteht bei Patienten mit Hypertonie und Diabetes mellitus im Vergleich zu Patenten, die nur einen der beiden Risikofaktoren aufweisen, ein wesentlich höheres Risiko an kardiovaskulären oder zerebrovaskulären Komplikationen zu erkranken. Eine Schlüsselrolle spielt die Insulinresistenz und die begleitende Hyperinsulinämie, die an der Pathogenese der Hypertonie zumindest mitbeteiligt sein dürfte (15). Der genaue pathophysiologische Mechanismus ist unklar. Hyperinsulinämie bewirkt eine Zunahme der sympathischen Nervenaktivität und eine erhöhte Reagibilität der glatten Gefäßmuskulatur auf Katecholamine (16,17).

Eine suffiziente antihypertensive Therapie bewirkt bei Hypertonikern mit Diabetes mellitus eine überproportionale Reduktion von Morbidität und Mortalität (18).

6.4.6. Salz-Zufuhr

Bevölkerungen mit einer geringen Salz-Zufuhr kennen im Regelfall des Problem der Hypertonie nicht. Die Menge des mit der Nahrung zugeführten Salzes ist gut mit der Höhe des Blutdruckes assoziiert (19). Die Mehrheit der Studien und auch der Meta-Analysen haben gezeigt, daß eine moderate Reduktion der Salz-Zufuhr mit einer Reduktion des systolischen und des diastolischen Blutdruckes einhergeht (20). Der Effekt ist bei Diabetikern, älteren Menschen und Menschen mit Adipositas ausgeprägter als bei Vergleichspatienten. In Anbetracht dieser Daten wird eine maximale Salz-Zufuhr von 6 g/Tag für Hypertoniker empfohlen (21).

6.4.7. Körperliche Aktivität

Regelmäßige körperliche Aktivität führt bei Hypertonikern zu einer Reduktion des systolischen Blutdruckes zwischen 5 und 15 mm Hg und des diastolischen Blutdruckes zwischen 5 und 10 mm Hg (22). Die körperliche Aktivität sollte 3 mal in der Woche 20 bis 30 Minuten lang und eine moderate Intensität (50-70 % der maximalen Herzfrequenz) aufweisen. Neben des direkten Effektes auf den Blutdruck bewirkt regelmäßige körperliche

	HDL-Cholesterin	LDL-Cholesterin	Triglyzeride
Diuretika	⇔ ⇓	⇔	⇑
Betablocker	⇓	⇑	⇑
ACE-Hemmer	⇔	⇔	⇔
Calciumantagonisten	⇔	⇔	⇔
Alpha-Blocker	⇑	⇓	⇓

Tab. 6.2: Effekte verschiedener Antihypertensiva auf die Serumlipide.
⇔ neutral, ⇑ erhöhend, ⇓ reduzierend.

Aktivität auch eine Verbesserung der Insulinsensitivität und des Lipidprofils.

6.5. Ursachenforschung hinsichtlich sekundärer Hypertonien

Ein hypertensiver Notfall kann auch durch die Verschlechterung einer bestehenden, bis dato aber unbekannten sekundären Hypertonie verursacht sein. Mögliche Ursachen für eine sekundäre Hypertonie sind:

- renovaskuläre Hypertonie - uni-oder bilaterale Nierenarterienstenose
- renoparenchymatöse Hypertonie
- Phäochromozytom
- Conn-Syndrom
- Hyperthyreose
- Cushing-Syndrom

Die durchzuführenden Untersuchungen richten sich nach der Häufigkeit des Auftretens einer der sekundären Hypertonieformen und nach der zugrundeliegenden Symptomatik. Es empfiehlt sich bei allen Patienten eine Ultraschalluntersuchung der Nieren und eine Duplexsonographie der Nierenarterien durchzuführen. Besteht der Verdacht auf eine renovaskuläre oder renoparenchymatöse Form der Hypertonie sind weiterführende Untersuchungen notwendig.

6.5.1. Renovaskuläre Hypertonie

Die primäre Untersuchung zur Diagnostik einer Nierenarterienstenose ist ein Captopril-Isotopen-Nephrogramm. Das Prinzip der Untersuchung beruht auf der Inaktivierung des Goldblatt-Mechanismus durch die Gabe des ACE-Hemmers Captopril. Auf der durch die Nierenarterienstenose betroffenen Niere kommt es zu einer Reduktion der Durchblutung und damit zu einem verzögerten Anfluten der radioaktiv markierten Substanz. Besteht nach dieser Untersuchung der Verdacht auf eine Nierenarterienstenose, so wird zur Bestätigung des Ergebnisses ein Basis-Isotopen-Nephrogramm durchgeführt. Bei dieser Untersuchung wird die Durchblutung der Niere ohne Gabe eines ACE-Hemmers untersucht und die Durchblutungswerte ohne Captopril mit jenen mit Captopril verglichen. Besteht ein signifikanter Unterschied zwischen den beiden Untersuchungen, so ist ein hochgradiger Verdacht auf eine Nierenarterienstenose anzunehmen.

Weitere nichtinvasive Untersuchungen zur Diagnostik einer Nierenarterienstenose sind die Spiral-Computertomographie oder die Magnetresonanz-Untersuchung der Nierenarterien.

6.5.2. Renoparenchymatöse Hypertonie

Die diagnostischen Schritte bei Verdacht auf renoparenchymtöse Hypertonie umfassen die Bestimmung von:

- Serumkreatinin und Blut-Harnstoff
- Eiweißausscheidung (quantitativ) im Harn
- Kreatinin-Clearance
- Proteinurie-Typ (SDS-Elektrophorese)
- Immunglobuline im Serum
- Antikörpern zum Ausschluß einer Autoimmunerkrankung
- fakultativ Nierenbiopsie

6.5.3. Andere Ursachen einer sekundären Hypertonie

Die Abbildungen 6.1-6.3 beschreiben das Procedere bei Patienten mit Phäochromozytom, Conn-Syndrom und Cushing-Syndrom.

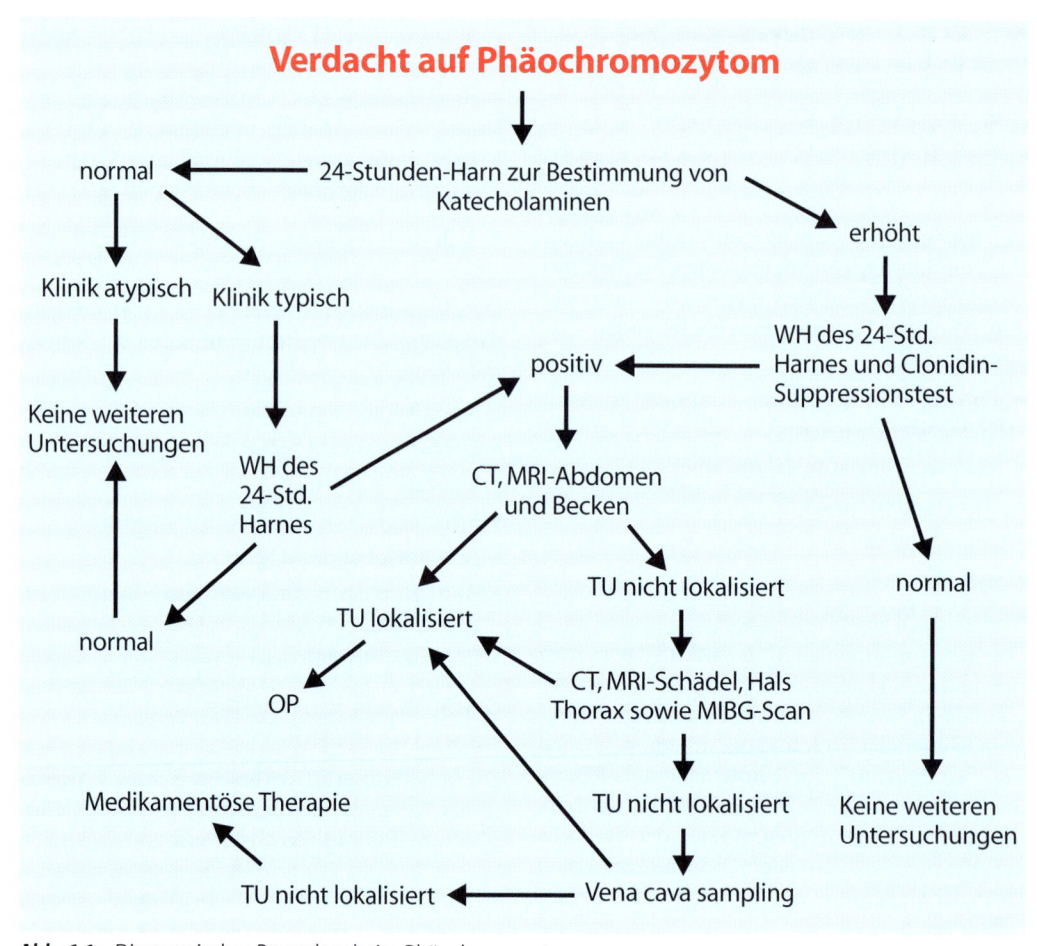

Abb. 6.1: Diagnostisches Procedere beim Phäochromozytom.
WH = Wiederholung; TU = Tumor; OP = Operation; CT = Computertomographie; MRI = Magnetresonanzuntersuchung.

Verdacht auf Conn-Syndrom

Absetzen von Spironolacton

- Spontane Hypokaliämie
- Diuretika-induzierte Hypokaliämie

Bestimmung von PRA und PAC

Kalium > 4.0 mmol/l — Conn unwahrscheinlich

Diuretika absetzen und Kaliumsubstitution über 2 Wochen

Kalium ≤ 4.0 mmol/l

Bestimmung von PRA und PAC

Screening ist positiv, wenn zumindestens 2 der folgenden Befunde vorliegen:
- spontane Hypokaliämie
- PRA < 2.0 ng/ml/hr
- PAC-PRA ratio > 20

Kaliumchlorid-Substitution
Salzreiche Ernährung für 3 Tage
24-Stunden-Harn zur Bestimmung von Aldosteron, Natrium, Cortisol

Erhöhte Aldosteronausscheidung im Harn

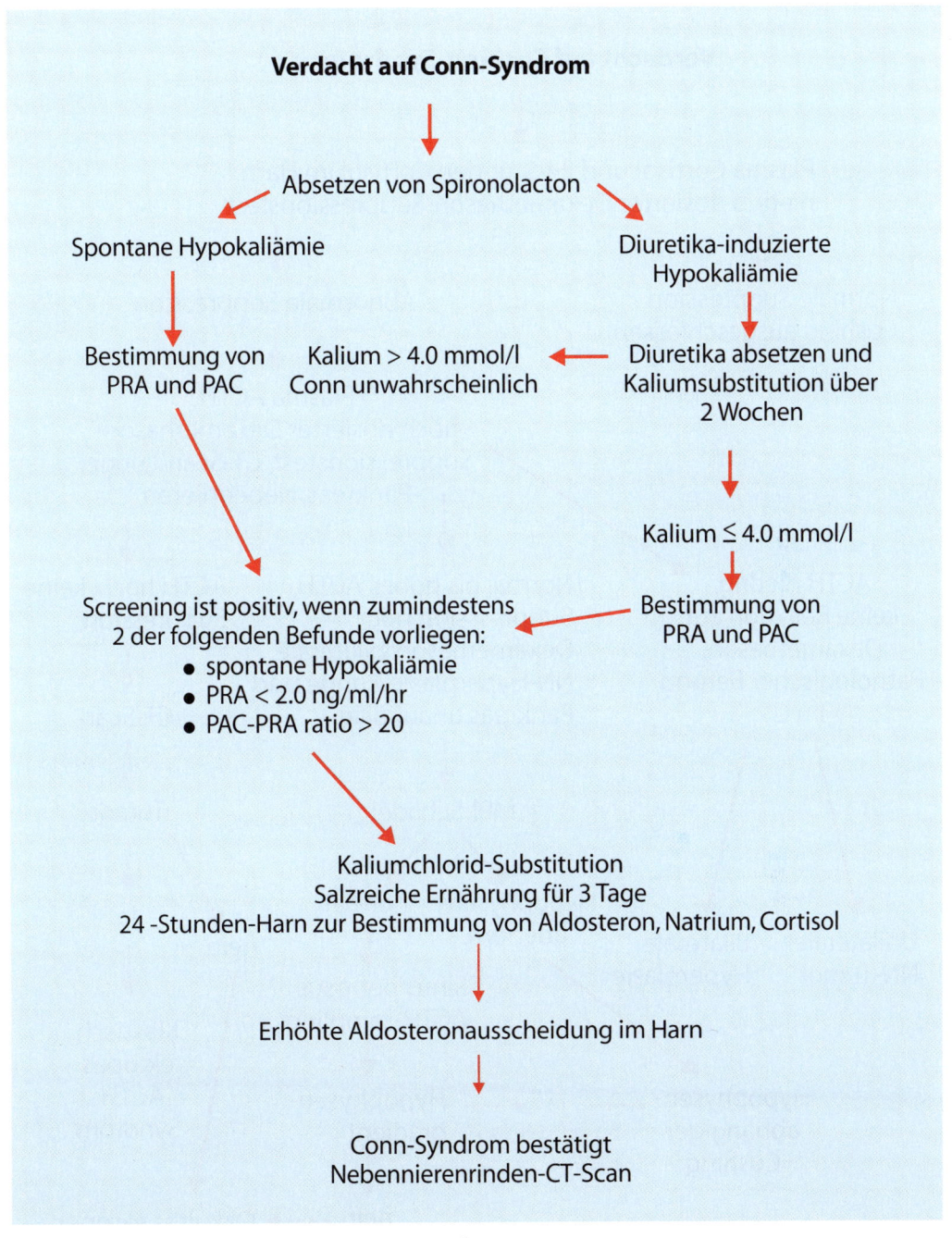

Conn-Syndrom bestätigt
Nebennierenrinden-CT-Scan

Abb. 6.2: Diagnostisches Procedere beim Conn-Syndrom.
PRA = Plasma-Renin-Aktivität; PAC = Plasma-Aldosteron-Konzentration.

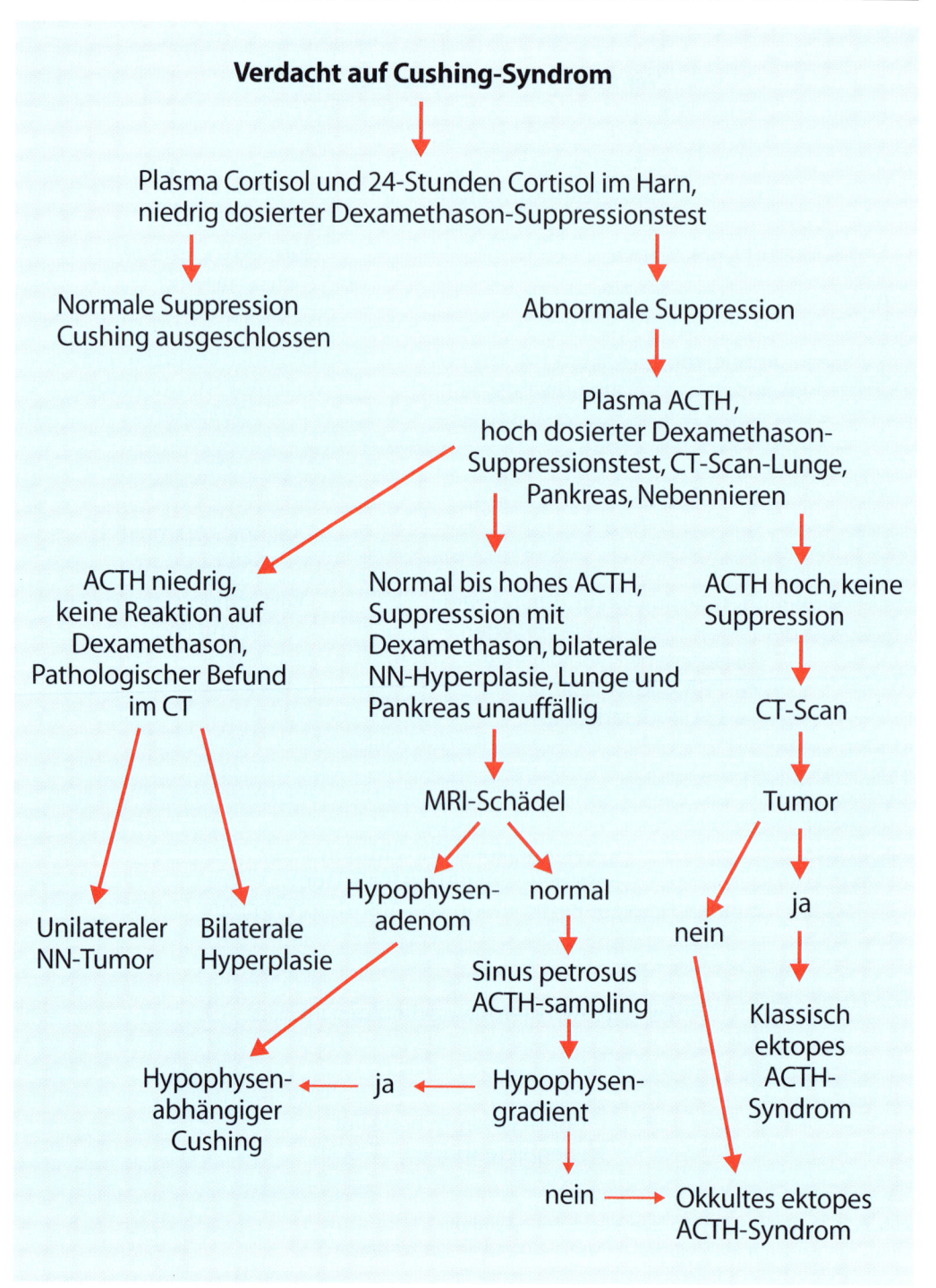

```
                    Verdacht auf Cushing-Syndrom
                                │
                                ▼
            Plasma Cortisol und 24-Stunden Cortisol im Harn,
              niedrig dosierter Dexamethason-Suppressionstest
                    │                           │
                    ▼                           ▼
            Normale Suppression          Abnormale Suppression
            Cushing ausgeschlossen              │
                                                ▼
                                        Plasma ACTH,
                                    hoch dosierter Dexamethason-
                                    Suppressionstest, CT-Scan-Lunge,
                                      Pankreas, Nebennieren
```

Abb. 6.3: Diagnostisches Procedere beim Cushing-Syndrom.
ACTH = Adrenocorticotropes Hormon; NN=Nebenniere.

6.6. Literatur

1. Julius S. Current trends in the treatment of hypertension: a mixed picture. Am J Hypertens 1997;10:300S-305S

2. Freeman V, Rotimi C, Cooper R. Hypertension prevalence, awareness, treatment, and control among African Americans in the 1990s: estimates from the Maywood Cardiovascular Survey. Am J Prev Med 1996;12:177-185

3. Schillaci G, Verdecchia P, Porcellati C, et al. Continuous relation between left ventricular mass and cardiovascular risk in essential hypertension. Hypertension 2000;35:580-586

4. Borch-Johnsen K, Feldt-Rasmussen B, Strandgaard S, et al. Urinary albumin excretion. An independent predictor of ischemic heart disease. Arterioscler Throm Vasc Biol 1999;19:1992-1997

5. Messerli FH. Hypertension and sudden cardiac death. Am J Hypertens 1999;12:181S-188S.

6. Schotte DE, Stunkard AJ. The effect of weight redduction on blood pressure in 301 obese patients. Arch Intern Med 1990;150:1701-1704

7. Cohen N, Flamenbaum W. Obesity and hypertension: demonstration of a "floor effect". Am J Med 1986;80:177-181

8. Messerli FH. Obesity in hypertension: how innocent a bystander? Am J Med 1984;77:1077-1082

9. Stamler R, Stamler J, Gosch FC, et al. Primary prevention of hypertension by nutritional-hygienic means. JAMA 1989;262:1801-1807

10. Klatsky AL, Friedman GD, Siegelaub AB, et al. Alcohol consumption and blood pressure: Kaiser-Permanente multiphasic health examination data. N Engl J Med 1977;296:1194-1200

11. Puddey IB, Beilin LJ, Vandongen R. Regular alcohol use raises blood pressure in treated hypertensive subjects: a randomized controlled trial. Lancet 1987;1:647-651

12. Friedman GD, Klatsky AL. Is alcohol good for your health? N Engl J Med 1993;329:1882-1883

13. Kannel WB, Castelli JA, Gordon T. Serum cholesterol lipoproteins, and risk of coronary artery disease: The Framingham Study. Ann Intern Med 1971;24:1-7

14. Stamler J, Wentworth D, Neaton JD. Is relationship between serum cholesterol and risk of premature death from coronary heart disease continuous and graded? JAMA 1986;256:2823-2828

15. Istfan NW, Plaisted CS, Bistrian CR, et al. Insulin resistance versus insulin secretion in the hypertension of obesity. Hypertension 1992;19:385-392

16. Gans RO, Bilo HJ, von Maarschalkerweerd WW, et al. Exogenous insulin augments in healthy volunteers the cardiovascular reactivity to noradrenaline but not to angiotensin II. J Clin Invest 1991;88:512-518

17. Townsebd RR, Yamamoto R, Nickols M, et al. Insulin enhances pressor responses to norepinephrine in rat mesenteric vasculature. Hypertension 1992;19 Suppl. II:II-105-II-110

18. Hansson L, Zanchetti A, Carruthers SG, et al. Effects of intensive blood pressure lowering and low dose aspirin in patients with hypertension: principal results of the Hypertension Optimal Treatment (HOT) randomized trial. Lancet 1998;351:1755-1762

19. Intersalt Cooperative Research Group. Intersalt: an international study of electrolyte excretion and blood pressure: results for 24 hour urinary sodium and potasium excretion. Brit Med J 1988;297:319-328

20. Kaplan NM. Salt and blood pressure. In: Izzo JL, Black HR, Taubert KA, eds. Hypertension Primer. Council on High Blood Pressure Research (American Heart Association), 1993:167-169

21. Alderman MH, Cushman WC, Hill MN, et al. International roundtable discussion of national guidelines for the detection, evaluation, and treatment of hypertensives. Am J Hypertens 1993;6:974-981

22. Arroll B, Beaglehole R. Does physical activity lower blood pressure: a critical review of the clinical trials. J Clin Epidemiol 1992;45:439-447

Forschung

7. Forschung

7.1. Offene klinische Fragen

Trotz der hohen Frequenz an hypertensiven Notfällen sind eine Reihe von grundsätzlichen Fragen bis dato ungeklärt:

▶ Vergleich der Effektivität und Sicherheit von verschiedenen Medikamenten in der Behandlung einzelner genau definierter Organmanifestationen

Es ist von entscheidender Bedeutung verschiedene Antihypertensiva bei Patienten mit gleicher Organmanifestation, wie Aortendissektion, akutes koronares Syndrom oder cerebrovaskuläre Ereignisse, zu untersuchen. Die Studienendpunkte sollten neben der Blutdrucksenkung vor allem Komplikationen und Prognose der Patienten miteinbeziehen.

Solche Ergebnisse erlauben die Erstellung differenzierter therapeutischer Richtlinien für die Behandlung einzelner Organmanifestationen.

▶ Auswirkungen der Blutdrucksenkung auf die neurologische Prognose bei Patienten mit ischämischem Insult

Es ist bis heute ungeklärt, inwieweit eine blutdrucksenkende Therapie den neurologischen Endzustand einige Wochen nach Insult tatsächlich beeinflußt. Diesbezügliche Empfehlungen basieren auf Fallberichten bzw. retrospektiv durchgeführten Datenanalysen.

▶ Zusätzlich ist wenig über die Auswirkungen verschiedener Antihypertensiva auf den cerebralen Blutfluß bekannt. Neben der Frage, ob überhaupt eine Blutdrucksenkung beim ischämischen Insult durchgeführt werden soll, ist völlig unklar, welche Antihypertensiva in dieser Situation den cerebralen Blutfluß günstig oder ungünstig beeinflussen

▶ Auch die Therapie des hypertensiven Notfalles ohne Organmanifestation bedarf dringend einer Standardisierung. Ist die rasche Blutdrucksenkung durch intravenöse Substanzen gefährlich oder ist vielmehr das Zuwarten über 24 bis 48 Stunden ein Risiko für den Patenten eine Organmanifestation zu entwickeln?

Prospektive und randomisierte Studien, die die Effektivität und vor allem die Sicherheit intravenöser Substanzen (Urapidil, Labetalol) mit oralen Substanzen (Captopril, Amlodipin oder Atenolol) in dieser klinischen Situation vergleichen, sind dringend gefordert. Eine solche Studie muß nicht nur die akute Blutdrucksenkung in der Notfallaufnahme evaluieren, sondern auch mittels ambulanter 24-Stunden-Blutdruckmessung den Blutdruckverlauf nach Entlassung aus dem Krankenhaus erfassen. Um den Effekt zu starker Blutdrucksenkung bzw. fehlender Blutdrucksenkung auf etwaige Komplikationen zu evaluieren, ist eine große Zahl an Patienten einzuschließen. Dies ist möglicherweise nur durch eine multizentrisch durchgeführte Studie möglich.

▶ Die bis dato durchgeführten Evaluierungen von Antihypertensiva zur Behandlung des hypertensiven Notfalles beschränken sich auf Patienten mit essentieller Hypertonie

Es fehlen weitgehend Daten über die Effektivität verschiedener Antihypertensiva bei Patienten mit renoparenchymatöser Hypertonie, mit chronischer Niereninsuffizienz, Patienten an der Hämodialyse sowie anderen sekundären Hypertonieformen.

▶ Abgesehen von der medikamentösen Therapie fehlen Daten über die Verteilung der Organmanifestationen bei Patienten mit sekundärer Hypertonie

7.2. Offene experimentelle Fragen

▶ Es gibt bis dato kein überzeugendes experimentelles Modell für den hypertensiven Notfall

▶ Solche experimentellen Modelle könnten Klarheit verschaffen über pathophysiologische Mechanismen, die einen solchen hypertensiven Notfall auslösen bzw. einen solchen Zustand aufrechterhalten

▶ Der pathophysiologische Mechanismus des hypertensiven Lungenödems ist durch klinische Untersuchungen nicht zu klären. Die Frage, ob das Lungenödem primär durch eine koronare Ischämie oder durch eine primäre Erhöhung des peripheren Widerstandes verursacht wird, läßt sich nur durch ein experimentelles Modell beantworten

7.3. Zusammenfassung

Obwohl der hypertensive Notfall eine häufige klinische Situation darstellt, ist die Zahl der prospektiven und randomisierten Studien gering. Dementsprechend basieren die publizierten Richtlinien in der Mehrzahl auf empirischen Daten und nicht auf durch Studien bewiesenen Fakten. Der Forschungsschwerpunkt muß daher auf der Evaluierung der derzeitigen Richtlinien liegen, um diese wissenschaftlich zu bestätigen beziehungsweise wie im Falle des sublingualen Nifedipins auch zu revidieren. Außerdem bedarf es Untersuchungen, die die Behandlung spezieller Patientengruppen, wie Patienten mit renaler Hypertonie oder mit einer definierten Organmanifestation, evaluieren. Diese Daten sind Vorraussetzung für eine korrekte Differentialtherapie des hypertensiven Notfalles.

Anhang
Diagnostisches Vorgehen bei einem hypertensiven Notfall

8. Anhang: Diagnostisches Vorgehen bei einem hypertensiven Notfall

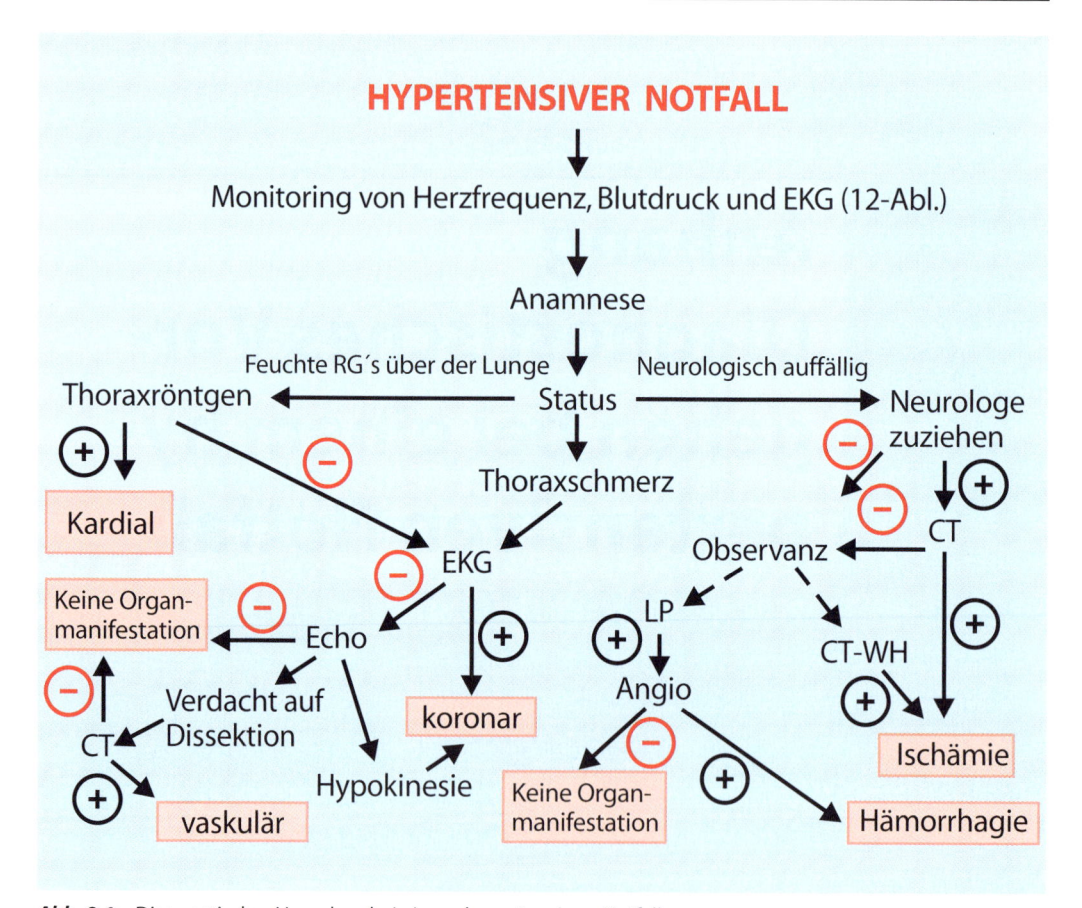

Abb. 8.1: Diagnostisches Vorgehen bei einem hypertensiven Notfall:
Bei einem neurologisch auffälligen Patienten empfiehlt sich sowohl bei negativem neurologischen Status als auch bei primär negativer Computertomographie eine Observanz. Kommt es im Rahmen dieser zu einem Verschwinden der Symptomatik so ist der Patient nach Rücksprache mit dem Neurologen ohne weitere Untersuchung entlaßbar. Besteht die Symptomatik nach der Observanz weiter oder ist es zu einer Verschlechterung der Symptomatik gekommen, so ist nach Rücksprache mit dem Neurologen eine neuerliche Computertomographie und/oder eine Lumbalpunktion durchzuführen.
CT = Computertomographie;
CT-WH = Wiederholung der Computertomographie innerhalb von 24-72 Stunden;
LP = Lumbalpunktion;
ANGIO = Angiographie der Hirngefäße;
EKG = Elektrokardiogramm;
— → = fakultative Untersuchung.

Index

Index

A

Abulie 38
ADH 30
Aktivität, körperliche 88
Aldosteron 28
Alkohol 87
Amenorrhoe 18
Amlodipin 64, 68, 70
Amphetamine 18, 66-67
Aneurysma 42, 47
    Debakey-Schema 47
    Ruptur 43
    Stanford-Schema 47-48
Angiographie 43
Antidepressiva, trizyklische 19
Anurie 21
Aorta ascendens 48
Aortendissektion 47-48, 63
Aphasie 38, 40
Arteria
    cerebri anterior 38
    cerebri media 38, 42
    cerebri posterior 38
    medullaris lateralis 39
    posterior inferior cerebellaris 39
    vertebralis 39
Ataxie 40
Atenolol 69-70
Aufklärung 86
Augenschmerz 42
Autoregulationskurve 44, 59

B

Betablocker-Entzugssyndrom 66-67
Bewußtseinseinschränkung 40
Blutdruckeinstellung 86
Blutdruckregulation 32
    zentrale neurale 29
Blutfluß, cerebraler 44
Blutung, intrakranielle 40-41

C

Calciumantagonist 78
Captopril 68, 70
Cerebellum 40
Churg-Strauss-Syndrom 20
Claude´s Syndrom 38
Clonidin 68, 70
    Entzugssyndrom 65, 67
Coma 40
Conn-Syndrom 17, 91
Cushing-Syndrom 18, 92

D

Defizit, neurologisches 38-40
Dejerine-Roussy-Syndrom 38
Diabetes mellitus 88
Dihydralazin 58
Drogen 18
Druck, intrakranieller 79
Druckdiurese 32
Dyspnoe 47-48

E

EKG
    Nifedipin 80
    ST-Streckensenkung 45
    U-Welle 18
Eklampsie 49, 63, 65, 67
Embolie 37
Emboliequellen, Kardiale 37
Enalapril 71
Enalaprilat 53-54, 56
Endorganschäden 86
Endothelin 31
Enzephalopathie, hypertensive 43-44, 63
Erbrechen 17, 40, 42, 44
Esmolol 53, 58, 63-64
ET 31

F

Fenoldopam 53, 57, 64
Flankenschmerz 22

G

Gangstörung 38, 40
Glomerulonephritis, akute 21
Glukosurie 18
Guillain-Barré-Syndrom 20

H

Halluzinogene 19
Hämangioperizytome 22
Hämaturie 21-22
Hämodialyse 67
Harninkontinenz 38
Hemianopsie 38
Hemiparese 40
Hirndrucksteigerung 43
Hirsutismus 18
Hormon, antidiuretisches 30
Hydralazin 53
Hyperlipidämie 88
Hypertonie 17
    perioperative 16, 64, 67
    renoparenchymatöse 89
    renovaskuläre 22-23, 89
    sekundäre 89
Hypokaliämie 17

I

Ileus 48
Insult
    hämorrhagischer 39-41, 60-61, 63, 79
    ischämischer 36-38, 58-59, 63, 79
Ischämie, koronare 61

K

Katecholamine 29, 81
KHK 44, 80
Kokain 18, 66-67
Kollagenosen 20
Kopfschmerz 17, 42, 44
Koronarsyndrom, akutes 44, 61, 63
    ST-Streckensenkung 45
Krampfanfall, cerebraler 49
Kreislaufregulation 29

L

Labetalol 53-54, 64, 69-71
leaks 42
Lichtreflex 42
Linksherzinsuffizienz, akute 46, 61-63
Linksschenkelblock 44
Linksventrikelhypertrophie 80
LSD 19
Lungenödem 46-47
Lupus erythematodes, systemischer 20
Lysergsäure-diethylamid 19

M

Medullipin-System 32
Mikroangiopathie 20
Miosis 38, 40
Monoamino-Oxidase-Hemmer 66-67
Muskelschwäche 17
Myokardinfarkt 44, 80

N

Nachsorgekonzepte 86
Natrium-Nitroprussid 55-56
Neglect 38
Nervenaktivität, periphere sympathische 30
Nervensystem, sympathisches 29-30
Nicardipin 53, 57, 64
Nierenarterienverschluß 22
Niereninsuffizienz 66
Nifedipin 54, 61, 78-79, 81-82
Nikotinabusus 87
Nitrendipin 69
Nitroglyzerin 53-54, 57, 62
Nitroprussid 53
Notfall, hypertensiver
    Anschlußtherapie 70-72
    Definition 14
    Diagnostik 100
    Differentialdiagnose 14
    Forschung 96
    Pathophysiologie 33

    Therapie 52, 63, 67, 70
    Ursachen 15

O

Ödem 18, 21
Oligurie 21-22
Organmanifestation 36
Osteoporose 18

P

Palpitationen 17
PAN 19
Parese 38
Pathophysiologie 28
Phäochromozytom 17, 72, 90
    Krise 17, 65, 67
Phenylephrin 18
Polyarteriitis nodosa 19
Pons 40
Prä-Eklampsie 65, 67, 72
Prostaglandin I$_2$ 31
Proteinurie 20-22, 49
Ptosis 38, 40
Putamen 40

R

RAAS 28
Ramipril 64
Renin 22, 28
Renin-Angiotensin-Aldosteron-System 28, 32
    Aktivität 56
Rezidivblutung 43
Richtlinien 59
Rigor 40
Risikofaktoren 87
Rückenmarksläsionen 20

S

Salz-Zufuhr 88
Schädel-Hirn-Trauma 16
Schmerz, retrosternaler 44, 48
Schmerzen 65, 67
Schwangerschaft 49
Schweißausbruch 17
Schwindel 40
Sehstörung 44
Sklerodermie 20
SLE 20
Stammfettsucht 18
Stammganglienblutung 41
Stickoxid 31
ST-Streckensenkung 45
Subarachnoidalblutung 41-43, 60
Sympathiko-adrenale System 29
Synkope 48

T

Tachykardie 17, 47, 80
Tachypnoe 47
Tetraplegie 40

Thalamus 40
Thrombose 37
Tremor 38
Tumor, Renin-produzierender 22

U
Übelkeit 17, 44
Übergewicht 87
Unruhe 44
Urapidil 52-54, 62, 64, 69-71, 81
U-Welle 18

V
Vaskulitis 19
Vasopressin 30
Vasospasmen 43
Vernichtungsgefühl 44

W
Weber-Syndrom 38
Wilms-Tumor 22

Z
Zyanose 47

Klinische Lehrbuchreihe

...Kompetenz und Didaktik!

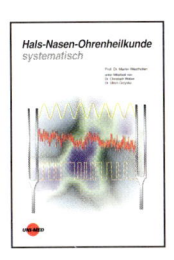

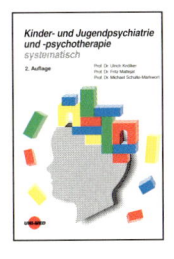

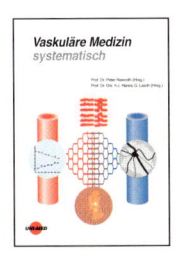

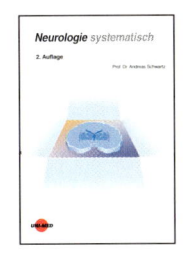

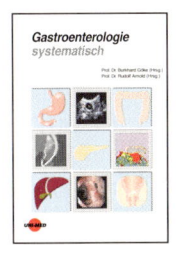

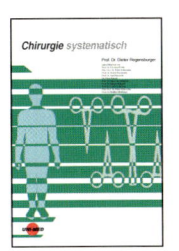

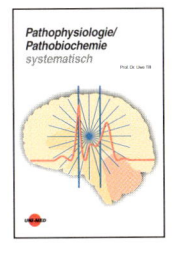

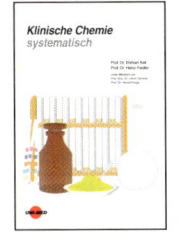

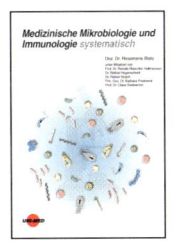

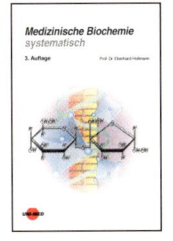

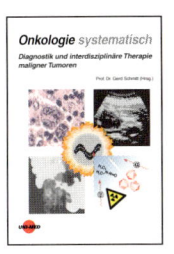

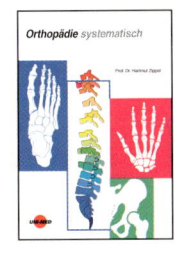

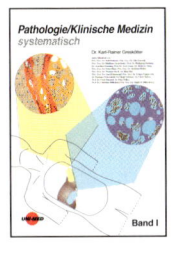

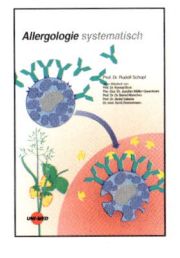

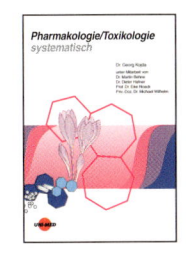

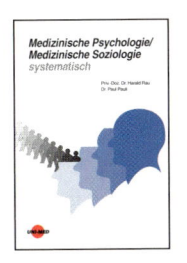

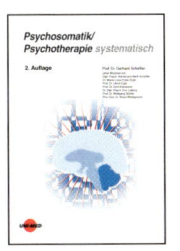

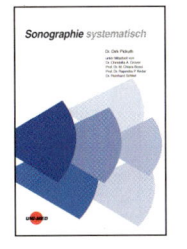

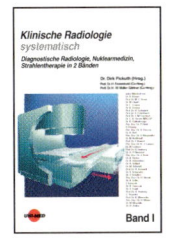

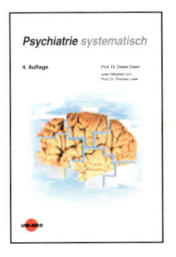

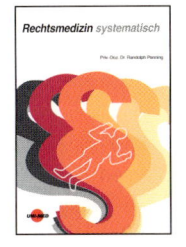

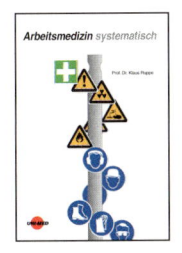

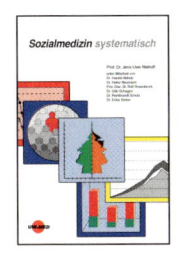

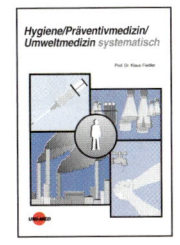

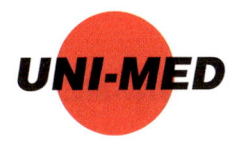

- Hals-Nasen-Ohrenheilkunde systematisch
- Kinder- und Jugendpsychiatrie und -psychotherapie
- Vaskuläre Medizin systematisch
- Neurologie systematisch
- Gastroenterologie systematisch
- Chirurgie systematisch
- Pathophysiologie/Pathobiochemie systematisch
- Klinische Chemie systematisch
- Medizinische Mikrobiologie und Immunologie systematisch
- Medizinische Biochemie systematisch
- Onkologie systematisch — Diagnostik und interdisziplinäre Therapie maligner Tumoren
- Orthopädie systematisch
- Pathologie/Klinische Medizin systematisch — Band I
- Allergologie systematisch
- Pharmakologie/Toxikologie systematisch
- Psychiatrie systematisch
- Medizinische Psychologie/Medizinische Soziologie
- Psychosomatik/Psychotherapie systematisch
- Sonographie systematisch
- Klinische Radiologie systematisch — Diagnostische Radiologie, Nuklearmedizin, Strahlentherapie in 2 Bänden — Band I
- Rechtsmedizin systematisch
- Arbeitsmedizin systematisch
- Sozialmedizin systematisch
- Hygiene/Präventivmedizin/Umweltmedizin systematisch

UNI-MED

Die Wissenschaftsreihe bei UNI-MED

Diagnostik • Therapie • Forschung

...und ständig aktuelle Neuerscheinungen!

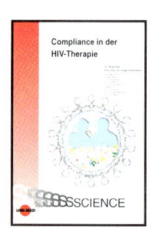

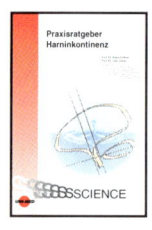

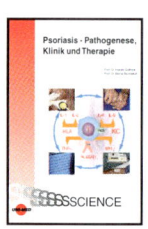

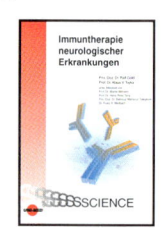

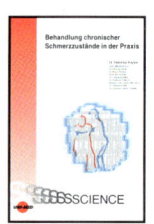

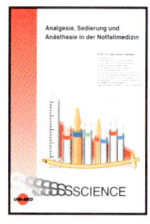

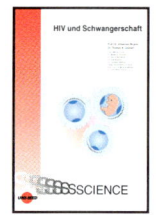

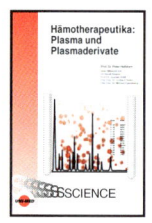

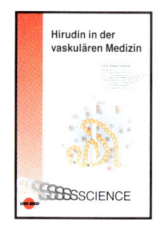

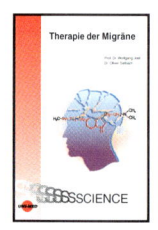

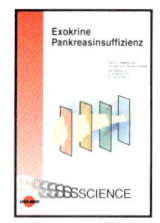

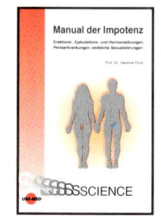

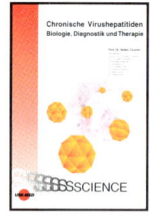

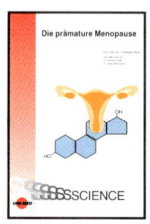

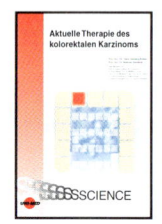

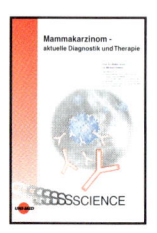

- Compliance in der HIV-Therapie
- Praxisratgeber Harninkontinenz
- Behandlung chronischer Schmerzzustände in der Praxis
- Immuntherapie neurologischer Erkrankungen
- Psoriasis - Pathogenese, Klinik und Therapie
- Analgesie, Sedierung und Anästhesie in der Notfallmedizin
- HIV und Schwangerschaft
- Hirudin in der vaskulären Medizin
- Hämotherapeutika: Plasma und Plasmaderivate
- Chronische Virushepatitiden Biologie, Diagnostik und Therapie
- Exokrine Pankreasinsuffizienz
- Manual der Impotenz
- Therapie der Migräne
- Die prämature Menopause
- Aktuelle Therapie des kolorektalen Karzinoms
- Mammakarzinom - aktuelle Diagnostik und Therapie

SSSSSSCIENCE

UNI-MED

UNI-MED Verlag AG • Kurfürstenallee 130 • D-28211 Bremen
Telefon: 0421/2041-300 • Telefax: 0421/2041-444
e-mail: info@uni-med.de • Internet: http://www.uni-med.de

Klinische Fachliteratur von UNI-MED...

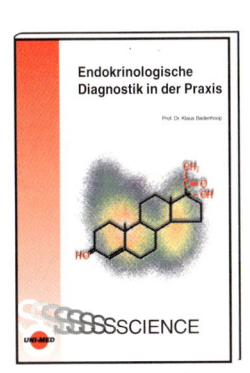

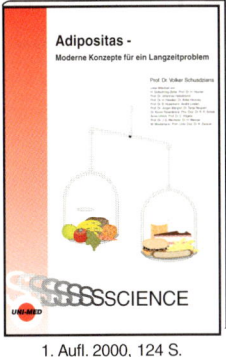

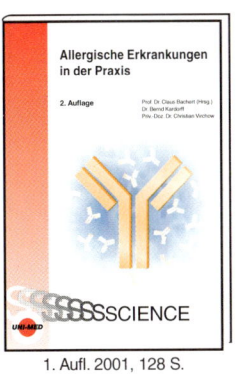

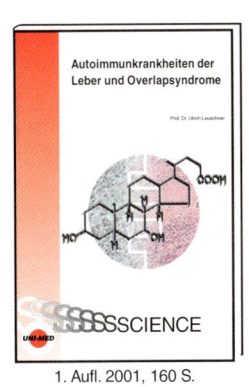

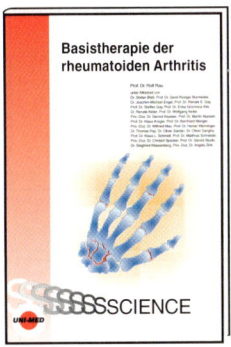

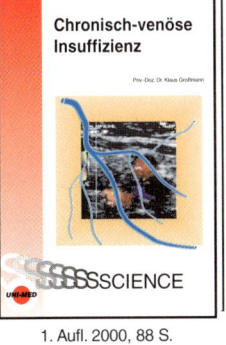

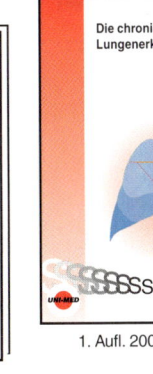

Endokrinologische Diagnostik in der Praxis
1. Aufl. 2001, 96 S.

Allergische Erkrankungen in der Praxis, 2. Auflage
1. Aufl. 2001, 128 S.

Autoimmunkrankheiten der Leber und Overlapsyndrome
1. Aufl. 2001, 160 S.

Adipositas – Moderne Konzepte für ein Langzeitproblem
1. Aufl. 2000, 124 S.

Basistherapie der rheumatoiden Arthritis
1. Aufl. 2000, 352 S.

Chronisch-venöse Insuffizienz
1. Aufl. 2000, 88 S.

Die chronisch-obstruktive Lungenerkrankung
1. Aufl. 2000, 160 S.

Diagnostik und Therapie von Schilddrüsenfunktionsstörungen
1. Aufl. 2000, 104 S.

UNI-MED *SCIENCE* – Topaktuelle Spezialthemen!

...in der Vielfalt liegt die Würze!

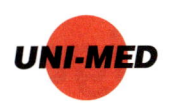

UNI-MED

UNI-MED Verlag AG • Kurfürstenallee 130 • D-28211 Bremen
Telefon: 0421/2041-300 • Telefax: 0421/2041-444
e-mail: info@uni-med.de • Internet: http://www.uni-med.de

Fachliteratur über Kardiologie von UNI-MED...

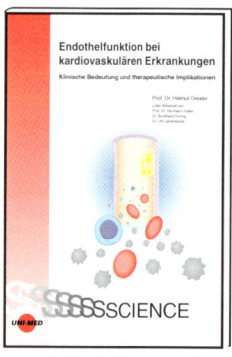

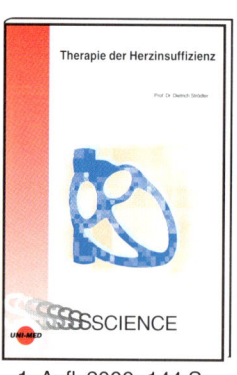

Endothelfunktion bei kardiovaskulären Erkrankungen
1. Aufl. 2000, 128 S.

Therapie der Herzinsuffizienz
1. Aufl. 2000, 144 S.

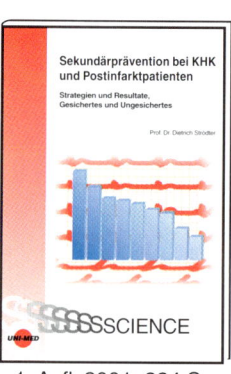

Sekundärprävention bei KHK und Postinfarktpatienten
Strategien und Resultate, Gesichertes und Ungesichertes
1. Aufl. 2001, 224 S.

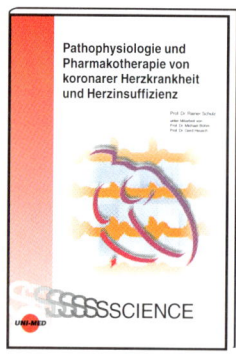

Pathophysiologie und Pharmakotherapie von koronarer Herzkrankheit und Herzinsuffizienz
1. Aufl. 2001, 108 S.

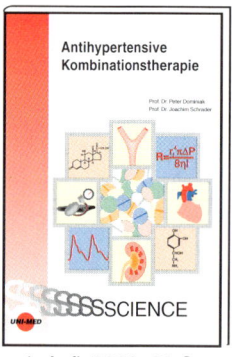

Antihypertensive Kombinationstherapie
1. Aufl. 2000, 88 S.

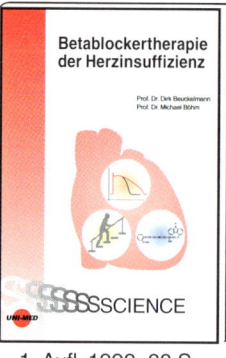

Betablockertherapie der Herzinsuffizienz
1. Aufl. 1998, 88 S.

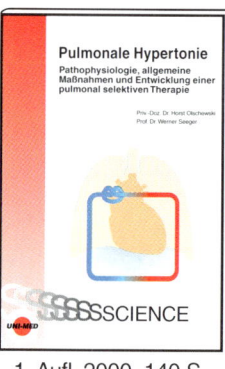

Pulmonale Hypertonie
Pathophysiologie, allgemeine Maßnahmen und Entwicklung einer pulmonal selektiven Therapie
1. Aufl. 2000, 140 S.

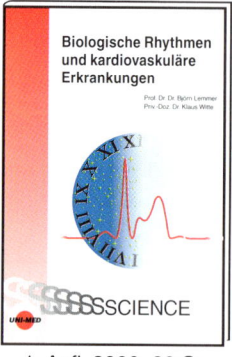

Biologische Rhythmen und kardiovaskuläre Erkrankungen
1. Aufl. 2000, 80 S.

UNI-MED SCIENCE - Topaktuelle Spezialthemen!

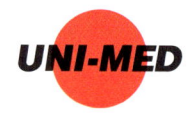

UNI-MED

Und für den Fall der Fälle...
- das Standardwerk!
Klinische Lehrbuchreihe
... Kompetenz und Didaktik!

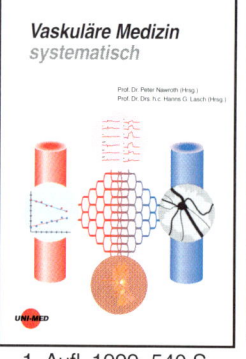

Vaskuläre Medizin systematisch
1. Aufl. 1999, 540 S.

...immer im richtigen Rhythmus!

UNI-MED Verlag AG • Kurfürstenallee 130 • D-28211 Bremen
Telefon: 0421/2041-300 • Telefax: 0421/2041-444
e-mail: info@uni-med.de • Internet: http://www.uni-med.de